図説 免疫学入門

David Male 著

山 本 一 夫 訳

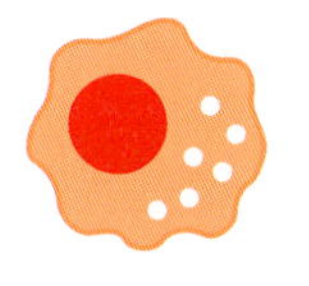

東京化学同人

IMMUNOLOGY
An Illustrated Outline

Fifth Edition

David Male

まえがき

この本には3通りの使い方がある．一つは免疫学辞典として，あるいは免疫学を受講している学部生，大学院生，医学部生の復習のためのガイドとしての用途である．二つ目の用途は，今まで免疫学の講義を履修したことはないが，研究テーマの背景として免疫学を知っておきたい大学院生やポスドクに向けた基礎免疫学のコンパクトな解説書としての用途である．すでに免疫学に関する知識をもっている人にとっては，特定の内容に関して知識を整理し直すための参考書としてふさわしい．

免疫学に関する断片的な知識はもっているが，ある項目に関して知識をまとめることが必要な場合には，本書の目次を参照するとよい．この本は5章で構成されており，さらにいくつかの関連する項目に分けられ，それぞれが見開きの2ページにまとめられている．これらの項目は論理的に順序立てて並んでいるので，第1章から第3章は基礎免疫学の短期コースとして系統立てて読み進むことができる．一方，第4章は臨床免疫学の基礎について，また第5章は免疫学的手法の概要を学ぶことができる．

辞書として使用する場合には，用語あるいは略語を“キーワード検索”(p.ix）から探すとよい．用語の掲載ページのうち太字で示したページで，その用語の定義を知ることができるとともに，関連する用語が同じページに記載されている．また図中，表中に記載されている用語に関しては，ページをイタリックで示した．

この最新版（第5版）では徹底的に改訂を行い，特に先天免疫における防御反応と免疫学的手法に関して，最新の知見を多数盛り込み刷新した．当然ながら，免疫学者が興味をもつであろうすべての用語を網羅することは叶わないが，これらを最大限に含めるように努めた．ぜひとも補足すべき内容がほかにあれば，ご教授いただけるとありがたい．

顕微鏡写真やイラストを使わせていただいた先生方には，深謝する．なお図の説明文において，提供してくださった先生方の氏名を記載した．第5版の執筆にあたり，Garland Science 社の新編集チームの Denise Schanck 氏，Monica Toledo 氏，Georgina Lucas 氏に感謝する．また，新進気鋭のイラストレーター Nigel Orme 氏にも感謝する．

著者について

David Male：オープン大学(英国)，理学部生物学科教授．専門は中枢神経系の免疫応答および炎症メカニズムに関する研究．白血球の脳への遊走がどのように制御されているかを研究している．感染症，分子細胞生物学，神経免疫学の講義を担当．

訳者まえがき

さまざまな免疫学の教科書の執筆に携わり“Immunology, 7th ed. (Elsevier, 2006)”〔邦訳: “免疫学イラストレイテッド(原書第7版)”, 南江堂, 2009〕の編者にも名を連ねるDavid Male氏の“免疫学イラストレイテッド サブノート”ともいうべきものが，本書である．こう記載するとありふれた教科書のように思われがちだが, この本には他の成書にはないいくつかの**優れた特徴**がある.

まず**第一**に，この本は膨大になりすぎた免疫学について頭を整理すべく，キーワードをリストアップしたユニークな形式を採用している．それゆえ，巻末に索引のある定番の教科書とは違い，キーワードの索引が本文の最初にあることからも本書の意図を伺い知ることができる.

さらに，あいうえお（ABC）順に並ぶ辞典とは異なっている点が，**第二**の特筆すべき特徴である．免疫系，免疫の認識機構，免疫応答，免疫不全症，免疫学的手法の五つに分類し，しかも各章をいくつかに細分化し項目ごとに必須のキーワードをリストアップしている．カラーの図も豊富であり，まさに免疫学はこれだけ理解すればよいという著者の教えを具現化したものである．他の教科書ではしばしば多くの章立てがなされ，頭の整理には不向きであるが, このわずかな項目に整理すれば“免疫学アネルギー？”にはならず，おのずと適切な“免疫学の記憶！”が形成される.

第三に，各項目は大きな概念から各論へと順に並び，1ページあるいは見開き2ページで一つの項目がまとめられている．教科書をまとめた“サブノート”さながらであり，このコピーを1枚もっていれば，電車の中で今日の免疫学の講義を一瞬にして復習できてしまう優れものである．言うに及ばず，太字のキーワードを理解し覚えればたちまち免疫学の達人になり，ますます免疫学に興味を抱くに違いない.

現代は情報にあふれている．生命科学の領域はドッグイヤー（変化，進展のめまぐるしいこと）ともいわれ，免疫学はその先鞭を切って多くの精鋭を惹きつけたこともあり，生命科学の最先端を走り続け，膨大で詳細な知見が積み上げられてきた．到底理解しきれない溢れる情報のなかから基本となる情報を取出し，本質を理解することの重要性が求められている．免疫学の教科書に限ったことではないが，成書といわれる名だたる教科書は版を重ね，

NMR装置がどんどん巨大化していったように，ページを開くのも億劫（おっくう）になるような，時代と逆行する進化を遂げている．とはいえ，スマホで免疫学が理解できるわけでもなく，そのような時代背景のニーズに応えるべき情報源がこのような本ではないかと思えてならない．最新ではあるが，断片的な知見を寄せ集めた書物とは一線を画する本書は，免疫学を学ぶ学生，免疫学を志す研究者など，悶々として理解に苦しんでいる方々にお勧めしたい．

なお，本書の訳出は，東京化学同人編集部 井野未央子さん，高橋悠佳さんとの共訳といっても過言ではなく，おおいに助けていただいた．この場を借りて御礼申し上げる．

2018年2月

山　本　一　夫

目　　次

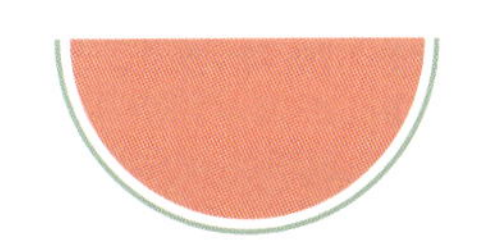

キーワード検索*1*2

*1 太字のキーワードは，本文中に　　　で表示した見出し語である．その掲載ページも太字で示した．
*2 図中・表中のキーワードの掲載ページは斜体で示した．

ふ

へ

ほ

ま～む

本書で用いる絵記号

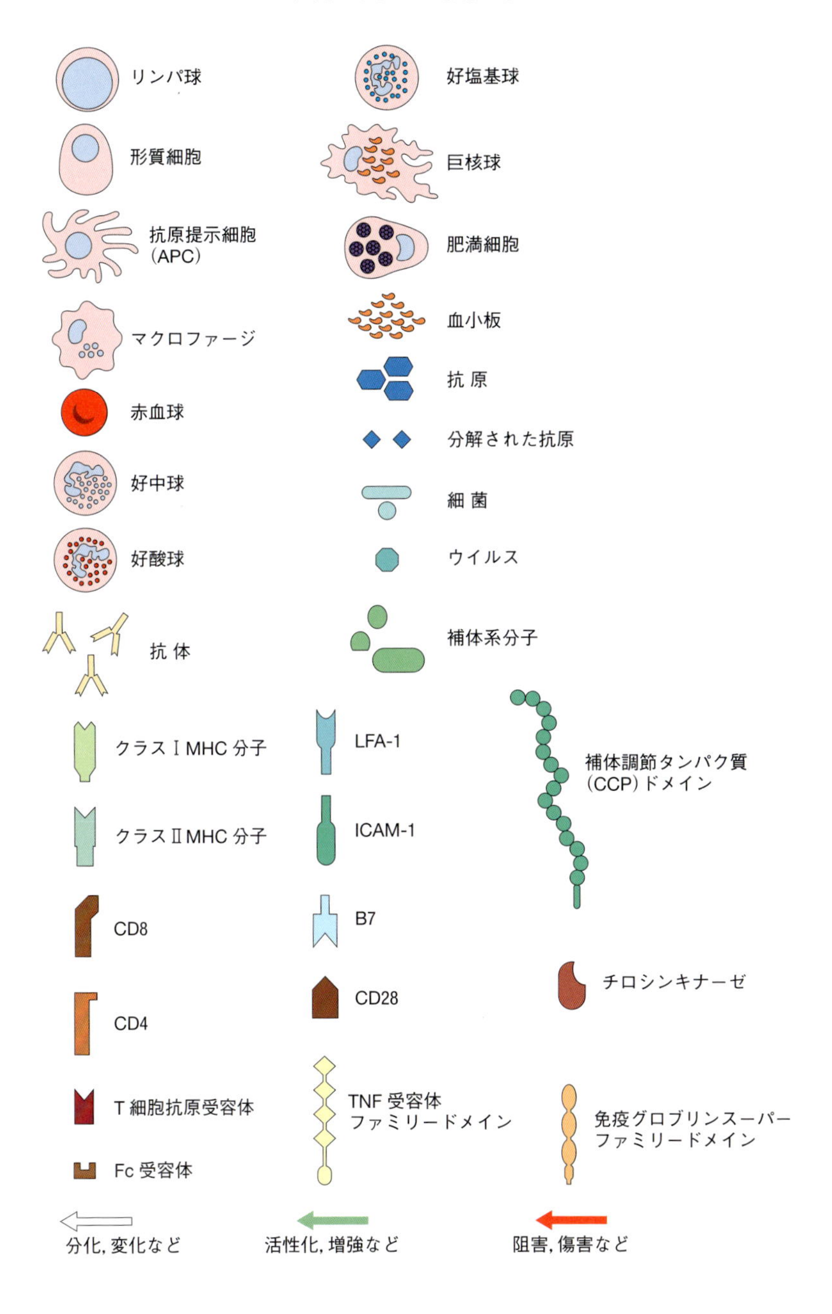

リンパ球
好塩基球
形質細胞
巨核球
抗原提示細胞
(APC)
肥満細胞
血小板
マクロファージ
抗 原
赤血球
分解された抗原
好中球
細 菌
好酸球
ウイルス
抗 体
補体系分子
クラスⅠMHC 分子
LFA-1
補体調節タンパク質
(CCP) ドメイン
クラスⅡMHC 分子
ICAM-1
CD8
B7
CD4
CD28
チロシンキナーゼ
T 細胞抗原受容体
TNF 受容体
ファミリードメイン
免疫グロブリンスーパー
ファミリードメイン
Fc 受容体
分化, 変化など
活性化, 増強など
阻害, 傷害など

免　疫　系

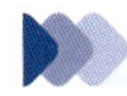

序　論

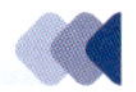

免疫系は微生物，すなわち細菌，菌類，ウイルス，寄生虫によってもたらされる傷害から体を守るために進化したシステムである．この生体防御の機能はリンパ球(白血球)とさまざまなアクセサリー細胞によって担われている（図1・1）．これらの細胞は全身に見いだされるが，特に骨髄，胸腺，脾臓，粘膜関連リンパ組織などのリンパ組織に数多く存在している．リンパ組織は多数あるが，体のどの部位に感染するかによってそれぞれのリンパ組織が個々に対応している．リンパ球は血液やリンパ系を介してこれらの組織を移動する（遊走ともいう）ことにより細胞間で相互作用をし，協調した免疫応答をひき起こすことによって，病原菌を排除したり病原菌の感染によってひき起こされた傷害を最小限に抑えるように働く．

リンパ球 lymphocyte　リンパ球は免疫応答の主役である．リンパ球は病原体が産生する分子を認識することができる．通常は自己に対して反応することはないが，自己の細胞に発現した分子を識別することもしている．リンパ球によって認識される分子を**抗原**とよぶ．リンパ球は2種類に大別でき，抗体を産生する**B細胞**と，以下のさまざまな機能を担う**T細胞**がある．T細胞は，① B細胞の抗体産生を助ける，② 病原体が感染した細胞を認識したり傷害する，③ 食細胞が病原体を取込んで分解できるように活性化する，④ 免疫応答の強さや応答の仕方を制御する，などがおもな機能である．リンパ球は抗原に特異的に結合する抗原受容体を介して外来抗原を認識する．膨大な数の外来抗原を認識するためには，抗原受容体もそれに相応した多様性をもたなければならない．一つのリンパ球は1種類の抗原受容体しかもたないが，個々の細胞がそれぞれ異なる受容体をもっているので，リンパ球全体としては，膨大な種類の抗原を認識することができる．少数ではあるが，第三のリンパ球としてNK細胞があり，ウイルスに対する生体防御に寄与している．

食細胞 phagocyte　血液中の単球，マクロファージ，好中球が食細胞に属する．これらの細胞は病原体や抗原，細胞の破片を細胞内に取込み（これを食作用または貪食(どんしょく) phagocytosisという）分解する．この過程には，病原体に結合した抗体や病原体を認識するさまざまな分子が関与している．マクロファージは取込んだものを消化し抗原として提示することができ，提示した抗原はT細胞によって認識される．

アクセサリー細胞 accessory cell　好酸球，好塩基球，顆粒球，肥満細胞（マスト細胞），血小板，抗原提示細胞（antigen-presenting cell，APC）がこれに属する．好酸球は寄生虫の感染防御に関与し，好塩基球，肥満細胞，血小板は炎症を誘導するさまざまな分子を細胞内にもっている．抗原提示細胞は抗原提示能をもつ細胞として定義されており，B細胞やマクロファージ，樹状細胞がこれに属する．樹状細胞は，特異的な抗原に出会ったことのないナイーブT細胞に抗原提示をする点で，特に重要である．

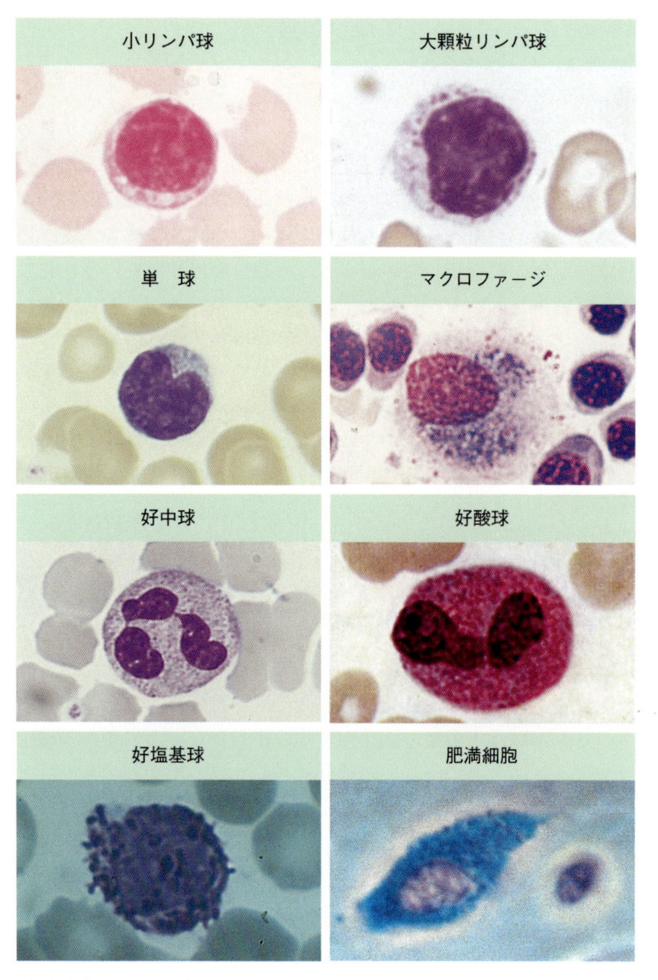

図1・1　免疫応答を担う細胞　［マクロファージの写真はA. V. Hoffbrandの厚意による］

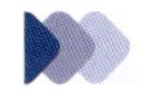

リンパ球

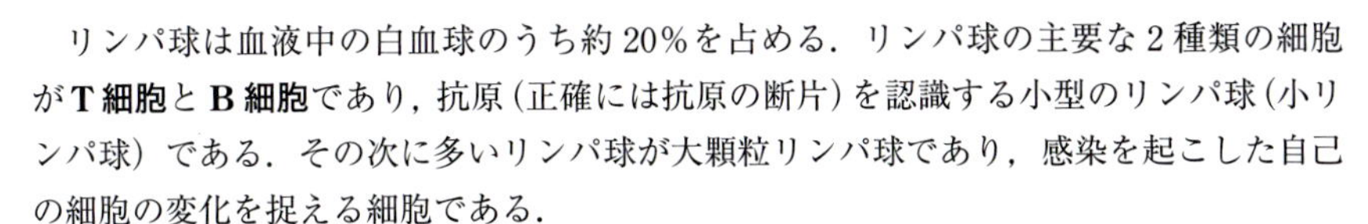

リンパ球は血液中の白血球のうち約20%を占める．リンパ球の主要な2種類の細胞が**T細胞**と**B細胞**であり，抗原（正確には抗原の断片）を認識する小型のリンパ球（小リンパ球）である．その次に多いリンパ球が大顆粒リンパ球であり，感染を起こした自己の細胞の変化を捉える細胞である．

大顆粒リンパ球 large granular lymphocyte, LGL　形態学的に細胞質にアズール顆粒をもつ大型の細胞をさし，血中のT細胞の5～15%を占める．NK細胞や$\gamma\delta$T細胞がこれに相当する．

T細胞 T cell　T細胞は胸腺で分化したリンパ球である．胸腺は胚発生の際に骨髄からリンパ系幹細胞が移動する先である．この移動した細胞は，次に，T細胞抗原受容体（T-cell antigen receptor, TCR）を分化させ，2種類の主要な末梢血T細胞サブセット，すなわちCD4分子を発現したヘルパー細胞（$CD4^+$T細胞と略す）とCD8分子を発現した細胞傷害性T細胞（$CD8^+$T細胞）へ分化する．またT細胞は，$\alpha\beta$T細胞受容体（TCR2）または$\gamma\delta$T細胞受容体（TCR1）のいずれかをもつ二つの集団に分化する．これらT細胞の必須の役割は，宿主細胞に結合した抗原を認識することである．

γδT細胞 γδT cell　$\gamma\delta$T細胞受容体を発現しているT細胞である．$\gamma\delta$T細胞はT細胞すべてのうちわずか5%以下にすぎないが，腸管，皮膚，子宮ではより多く存在する．この細胞は胸腺における主要な分化過程の初期の段階で$\alpha\beta$T細胞と分かれ，$\alpha\beta$T細胞が認識する抗原とは異なる糖鎖や分解を受けていないタンパク質そのものを認識する．

上皮（細胞）間リンパ球 intraepithelial lymphocyte, IEL　粘膜下組織に存在するリンパ球の総称である．$\gamma\delta$T細胞が10～40%を占め，樹状の形態をしている．残りはおおむね$CD8^+$T細胞である．

細胞傷害性T細胞 cytotoxic T cell, $\mathbf{T_C}$　細胞傷害性T細胞は，ウイルスに感染した細胞や同種異系の細胞を傷害する．CD8を発現しており，クラスⅠ MHC分子に結合した抗原を認識する．クラスⅠ MHC分子は，体のすべての有核細胞に発現している（核のない赤血球にはないので輸血できる）．

ヘルパーT細胞 helper T cell, $\mathbf{T_h}$　ヘルパーT細胞はさまざまな機能を担っており，B細胞の増殖や分化，抗体の分泌を促したり，マクロファージを活性化して貪食した病原体を破壊するのを助けたり，炎症局所に白血球を呼び寄せたりする．これらの多様な機能は共通の前駆細胞（T_h0）から分化した異なるヘルパーT細胞のサブセットによって担われている．異なるサブセットは分泌するサイトカインによって区別することができる．ヘルパーT細胞の大部分はCD4陽性のヘルパーT細胞であり，クラスⅡ MHC分子により抗原提示細胞表面に提示された抗原ペプチドを認識する．

T_h1, T_h2, T_h17 細胞 T_h1, T_h2, T_h17 cell　これらのヘルパーT細胞のサブセットは，もともと産生するサイトカインの違いによって分類された．いずれのサブセットも共通の前駆細胞（T_h0）に由来するが（図1・2），T_h1 細胞はインターロイキン-12（interleukin-12, IL-12）とインターフェロン-γ（interferon-γ, INF-γ）によって，T_h2 細胞は IL-4 により，T_h17 はトランスフォーミング増殖因子 β（transforming growth factor-β, TGF-β）および IL-6 によってそれぞれ分化誘導される．樹状細胞はナイーブT細胞に対して最も効率的に抗原提示する抗原提示細胞である．T_h1 細胞は単核食細胞と相互作用してそこに提示された抗原を認識し，INF-γ を放出してこれらの細胞を活性化する．T_h2 細胞は IL-4 や IL-5 などのサイトカインを放出して，B細胞を形質細胞へ分化させる．T_h1 細胞および T_h2 細胞はさまざまなクラスの免疫グロブリンの産生に関与し，抗体産生を制御している．T_h17 細胞は，特に好中球に作用するサイトカインを放出し，炎症反応を促進する．これらのヘルパーT細胞の表面には，それぞれマーカーとなるような特異的なタンパク質がいくつか発現している．たとえば，T_h1 細胞にはケモカイン受容体である CCR5 や CXCR3 が押し並べて発現しており，CCR3 および CCR4 は T_h2 細胞に高発現している．いずれのヘルパーT細胞も，感染した標的細胞を認識し傷害する細胞傷害性T細胞や NK 細胞の分化や活性化を促進することができる．

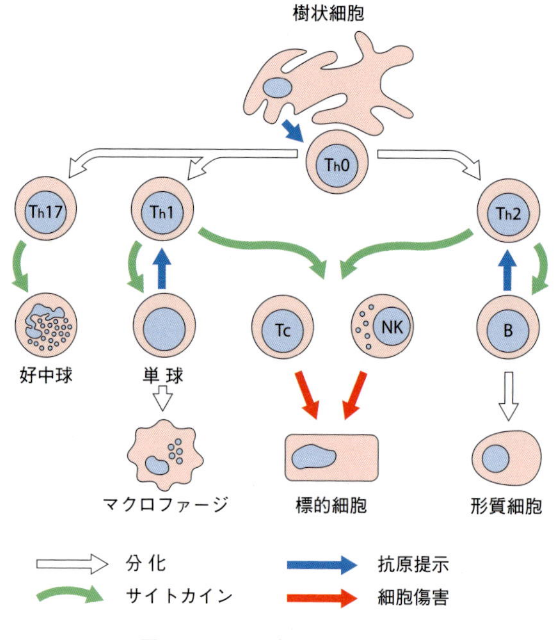

図1・2　リンパ球間の相互作用

制御性T細胞 regulatory T cell, Treg　制御性T細胞は，通常，転写因子Foxp3を発現するか，または（あるいは同時に）IL-2受容体CD25を高発現している細胞集団である．$CD4^+$または$CD8^+$のいずれかであり，特に腸管における二次免疫応答や炎症を制御している．また，直接的な細胞間相互作用やIL-10, IL-35, TGF-βのような抗炎症性サイトカインを分泌することにより，自己免疫反応および過敏症反応を抑制している．T細胞の増殖に必要なIL-2を先に捕まえて奪ってしまうことにより，他のT細胞の活性化を抑制することもできる．

B細胞 B cell　B細胞は，胎児期では肝臓で，その後は骨髄でつくられる．鳥類では，ファブリキウス嚢という特殊な器官でつくられる．成熟したB細胞は細胞表面に膜結合型の抗体を発現しており，これがB細胞の抗原受容体（B-cell antigen receptor，BCR）として働く．B細胞は二次リンパ組織の特にリンパ節，脾臓，パイエル板の沪胞に存在している．また，抗原の刺激によって分裂し，形質細胞へと分化する．

形質細胞 plasma cell（抗体産生細胞 antibody-forming cell，AFC）　形質細胞または抗体産生細胞とは最終分化したB細胞のことであり，大きく広がった細胞質に粗面小胞体が幾重にも重なっており，分泌型の抗体を大量に産生する．脾臓の赤脾髄，リンパ節の髄質，粘膜関連リンパ組織に存在し，しばしば炎症局所にもみられる．

B1細胞 B1 cell　**B2細胞 B2 cell**　B1細胞およびB2細胞はB細胞のサブセットである．成人では，大部分のB細胞がB2細胞である．B2細胞は，多様な抗原に対して抗原受容体を産生することができ，胚中心で成熟し，T細胞依存性抗原に対しCD40を介する共刺激の存在下で強く応答する．一方，B1細胞は，当初は$CD5^+$，$CD43^+$，$CD23^-$という細胞表面マーカーによって区別された．B1細胞はB細胞分化の初期の段階で産生される．B2細胞に比較して抗原受容体のレパートリーは限られており，さまざまな微生物に共通する抗原に応答し，自己抗体を産生することもある．B1細胞はリンパ節には存在せず，脾臓B細胞の5%を占め，粘膜免疫に関与している．

ナイーブリンパ球 naive lymphocyte，virgin lymphocyte　ナイーブリンパ球とは，特異的な抗原に出会ったことのないリンパ球をさす．白血球共通抗原であるCD45の高分子量バリアント（CD45RAなど）を発現している．

クローン選択 clonal selection　リンパ球が活性化される様式をクローン選択という（図1・3）．リンパ球は分化に伴って，ある一つの抗原に特異的な抗原受容体をつくり出す．これらの分化した細胞がある抗原と出会えば，これを認識できる限られたわずかなリンパ球が刺激を受けて分裂し，多数のエフェクター細胞および記憶細胞となる．この過程がクローン選択である．

記憶細胞（メモリー細胞）memory cell　記憶細胞は自己複製能をもち長期間生存するT細胞またはB細胞のことであり，過去に刺激を受けた抗原を記憶しており，その抗原に再び出会うと速やかに免疫応答することができる．記憶B細胞は抗原受容体として IgG または IgA をもっており，ナイーブB細胞上の抗原受容体（IgM または IgD）に比べて，抗原に対してより高い親和性をもっている．記憶T細胞には白血球共通抗原のうち CD45RO バリアントを発現しており，また接着分子である LFA-3 および VLA-4 の発現が亢進している．免疫記憶とは，記憶細胞を産生することと，一次応答を担う抗原特異的な細胞数（T細胞またはB細胞）を増加させることにより成立する．

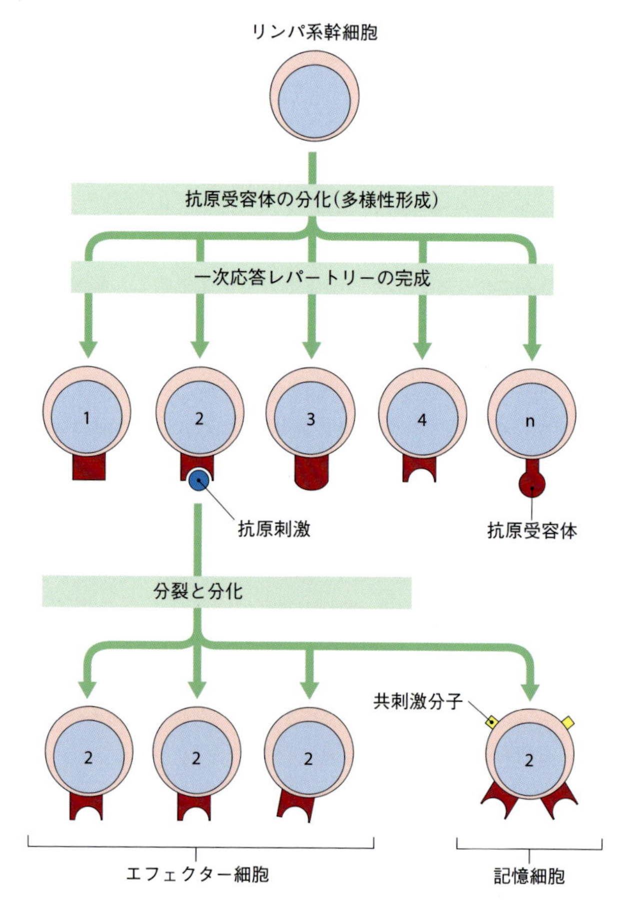

図1・3　クローン選択とリンパ球の分化

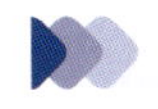

NK 細胞

ヌル細胞 null cell ヌル細胞は第三の細胞ともよばれ，前節でふれたリンパ球に属さないすべての細胞をさし，血液中の単核細胞の 5〜15% を占めるリンパ球の集団である．通常の抗原受容体（TCR や BCR）をもたないが，T 細胞や単核食細胞に共通に存在するいくつかのマーカー分子を発現している．ヌル細胞のなかで大部分を占める細胞が大顆粒リンパ球（LGL）である．機能からみると，大顆粒リンパ球は NK 細胞である．

NK 細胞 natural killer cell NK 細胞（ナチュラルキラー細胞）は，特にクラスⅠ MHC 分子の発現が消失あるいは低下したウイルス感染細胞やがん化した細胞，または異なる MHC 分子を発現している細胞を傷害することができる．それゆえ NK 細胞は，MHC 分子の発現を低下させて免疫機構から逃れようとするウイルスに対して，次なる防御機構になっている．NK 細胞は，Fc 受容体（CD16），CD2，CD69，KIR，レクチン様受容体などのさまざまな受容体を用いて標的細胞を認識している．細胞傷害性 T 細胞がパーフォリンやグランザイムなどの顆粒内タンパク質を放出して細胞傷害をもたらすように，NK 細胞も同様のメカニズムで標的細胞を傷害する．

キラー細胞免疫グロブリン様受容体 killer immunoglobulin-like receptor, KIR KIR 受容体はクラスⅠ MHC 分子に結合する受容体ファミリーの一つであり，NK 細胞が標的を認識するための受容体である．KIR 受容体は細胞外に 2〜3 個の免疫グロブリン様ドメインをもつ一方で，ITIM モチーフを含む長い細胞質ドメインをもつ抑制性受容体と，アダプター分子と相互作用する ITAM という短い細胞質ドメインをもつ活性化受容体の 2 種類に分類される．MHC 分子の配列に多様性があるように，それを認識する KIR にも多様性がある．多種類の KIR（CD158）をコードする遺伝子が，一つの遺伝子領域にクラスターを形成して存在している．この遺伝子領域に含まれる *KIR* 遺伝子の数には個人差があり，多くの多型が存在する．個々の NK 細胞は一連の NK 細胞受容体の複数の種類を同時に発現しているため，一つの MHC 分子群における消失や変化を個々の NK 細胞が捉えることができる．抗原による刺激を受けると，T 細胞にも KIR の一部が発現することがある．NK 細胞では活性化受容体と抑制性受容体からのシグナルのバランスによって細胞応答が決まるため，これら受容体が認識する標的細胞上の MHC 分子の発現変化が NK 細胞の応答を変化させる．

レクチン様受容体 lectin-like receptor レクチン様受容体は NKG2 と CD94 の二つのサブユニットから構成される受容体ファミリーであり，NK 細胞の大部分と細胞傷害性 T 細胞の一部に発現している．この受容体は，非古典的 *MHC* 遺伝子のコードする HLA-E に提示された古典的 MHC 分子のリーダーペプチドを認識する．MHC 分子の発現が低下すると，HLA-E に提示される MHC ペプチドが減少する．KIR と同様に，レクチン様受容体にも，細胞質ドメインに抑制性モチーフの ITIM をもつものと活性化モチーフの ITAM をもつものの 2 種類がある．

マーカー

CD 分類 CD system　白血球はモノクローナル抗体で特定された種々の細胞表面分子に基づいて分類することができる．リンパ球の最も容易なマーカーは抗原受容体である．B 細胞は細胞表面に膜型免疫グロブリンをもち，T 細胞は T 細胞受容体を発現している．ほかの多くのマーカーは，CD 分類に従って命名されている．マーカーのいくつかは，個々の細胞集団に特異的に発現していたり，細胞の分化段階の特定の時期にのみ発現したりする．また，活性化を受けたり分裂した細胞のみに現れる CD マーカーもある．多くの CD マーカーは細胞の種類が異なると発現レベルも異なっている．いくつかのマーカーを用いると発現レベルのプロファイルが違うため，リンパ球の異なるサブセットを区別することができる．CD 分類には 300 種類を超える分子が登録されており，そのなかには白血球以外の細胞に発現している分子もいくつか含まれている．表 1・1 に重要な CD 分子の分子名と発現している細胞をまとめた．特に重要なマーカーは，T 細胞の CD2 と CD3，T 細胞の主要なサブセットを区別するための CD4 と CD8，活性化 T 細胞および制御性 T 細胞のマーカーである CD25，B 細胞のマーカー CD19，CD20 および CD79，単核食細胞のマーカー CD64 と CD68，NK 細胞のマーカー CD56 である．

タンパク質ファミリー family of proteins　細胞表面には数多くのタンパク質が存在し，これらは共通の構造をもったいくつかのファミリーに分類されている．免疫グロブリンスーパーファミリー（immunoglobulin superfamily，IgSF），4 回膜貫通型タンパク質ファミリー（4-transmembrane family，tm4），7 回膜貫通型タンパク質ファミリー（tm7），C 型レクチン（C-type lectin），インテグリン（integrin），補体調節タンパク質（complement control protein，CCP）などがある（図 1・4）．

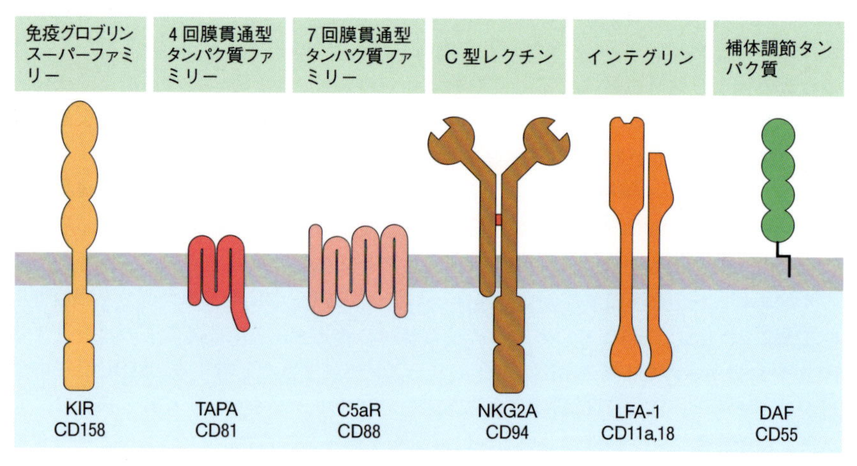

図 1・4　細胞表面分子のファミリーとその例

表1・1 CDマーカー

	別 名	機能など	T細胞	B細胞	NK細胞	単球 マクロファージ	顆粒球	その他
CD1		リポタンパク質抗原を提示	Thy					IDC
CD2		CD58またはCD48に結合，共刺激分子						
CD3	TCR	シグナル伝達分子						
CD4		クラスII MHC分子に結合する受容体						
CD5		B細胞サブセットの識別						
CD8		クラスI MHC分子に結合する受容体						
CD11a	LFA-1	インテグリンα鎖						
CD11b	CR3 (Mac-1)	インテグリンα鎖						
CD11c	CR4	インテグリンα鎖						
CD13		アミノペプチダーゼN						
CD14		リポ多糖受容体						
CD15	Lewis^{X}あるいは sialyl Lewis^X†	E-セレクチンに結合						
CD16	FcγRIII							
CD18		インテグリンβ_2（CD11参照）						
CD19		B細胞共受容体複合体（CD21, CD81参照）						
CD20		B細胞の制御						
CD21	CR2	B細胞共受容体複合体						FDC
CD23	FcεRII					★	Eo	
CD25		IL-2受容体α鎖	★	★		★		
CD28		CD80またはCD86に結合，共刺激分子		★				
CD29		インテグリンβ_1（CD49参照）						
CD30		増殖と細胞死を制御	★	★				
CD31	PECAM	接着を制御						End
CD32	FcγRII							
CD34		細胞接着						End
CD35	CR1							FDC
CD37		シグナル伝達分子						

有用なマーカー　　亜集団　　★ 活性化で発現

B＝好塩基球　End＝内皮　Eo＝好酸球　FDC＝沪胞樹状細胞

IDC＝指状嵌入樹状細胞　Thy＝胸腺細胞　PC＝形質細胞　DC＝樹状細胞

† 血液型抗原のことで，特定の糖鎖構造をさす．

表1・1　つづき

	別　名	機能など	T細胞	B細胞	NK細胞	単球 マクロファージ	顆粒球	その他
CD38		ADPリボシルシクラーゼ，増殖制御	★	PC				
CD40		CD154に結合，共刺激分子						IDC
CD43	ロイコシアリン							
CD44		細胞外マトリックスに結合						
CD45		白血球共通抗原（LCA）						
CD45R		限定された白血球の共通抗原						
CD46		補体調節タンパク質（MCP）						
CD48		CD2に結合（マウス）						
CD49a	VLA-1	インテグリン α 鎖	★					
CD49b	VLA-2	インテグリン α 鎖	★					
CD49c	VLA-3	インテグリン α 鎖						
CD49d	VLA-4	VCAM-1，フィブロネクチンに結合	★					
CD49e	VLA-5	インテグリン（フィブロネクチンに結合）						
CD49f	VLA-6	インテグリン（ラミニンに結合）						
CD50	ICAM-3	共刺激分子						
CD53		シグナル伝達分子						
CD54	ICAM-1	接着分子	★	★	★			End
CD55	DAF							
CD56	NCAM	接着分子	★	★				
CD57	HNK-1							
CD58	LFA-3	共刺激分子						
CD59	protectin							
CD62E	E-セレクチン							End
CD62P	P-セレクチン							End
CD62L	L-セレクチン							
CD64	FcγRI							
CD68	マクロシアリン							
CD71		トランスフェリン受容体	★	★	★	★		★
CD73		エクト-5′-ヌクレオチダーゼ						
CD74		クラスⅡ MHC不変鎖						IDC
CD79ab	slg	シグナル伝達分子						
CD80		CD28に結合，共刺激分子						

表1・1　つづき

	別　名	機能など	T細胞	B細胞	NK細胞	単球マクロファージ	顆粒球	その他
CD81	TAPA	B細胞共受容体複合体						
CD85		T細胞やNK細胞の細胞傷害活性を抑制						DC
CD86		CD28に結合，共刺激分子		★				
CD87		ウロキナーゼ型プラスミノーゲン活性化因子受容体	★					
CD88		C5a受容体						
CD89	FcαR							
CD90	Thy-1							Thy
CD94		NK細胞の細胞傷害活性を抑制（CD159a参照）						
CD95		CD178に結合，細胞傷害活性						
CD102	ICAM-2							End
CD103		インテグリンα鎖，上皮間接着分子						
CD105	エンドグリン	TGF-β受容体を制御						End
CD106	VCAM-1							End
CD143		アンギオテンシン変換酵素						End
CD144	VE-カドヘリン	ホモ結合性の接着分子						End
CD152	CTLA-4	CD80およびCD86に結合，活性化を抑制	★					
CD153		CD30に結合	★					
CD154		CD40に結合	★				B Eo	
CD158		KIRファミリー分子						
CD159a		NK細胞の細胞傷害活性を抑制（CD94参照）						
CD162	PSGL-1	接着分子						
CD178		Fasリガンド，CD95に結合	★					
CD200		免疫応答を阻害	★					End
CD204		マクロファージスカベンジャー受容体						
CD206		マクロファージマンノース受容体						IDC
CD244		CD48の受容体，NK細胞接着分子						
CD247		T細胞受容体ζ鎖						
CD273		PD-1受容体						DC
CD305	LAIR-1	抑制性受容体						

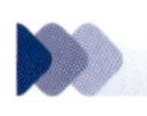

抗原提示細胞

抗原提示細胞 antigen-presenting cell, **APC**　抗原提示細胞は，抗原を取込んだのちに，認識できるように処理した抗原をリンパ球に提示する細胞である．末梢組織で抗原提示細胞に取込まれた抗原は，二次リンパ組織へ運ばれ，そこに常在している他の抗原提示細胞によって捕捉される．B 細胞は運ばれてきた抗原をそのままの形で認識する一方で，抗原提示細胞が取込み断片化した抗原をクラスⅡ MHC 分子に結合させて細胞表面に提示することにより，T_h 細胞が抗原を認識できるようにする．また，多くの抗原提示細胞はリンパ球と直接相互作用したり，あるいはサイトカインを放出することにより，リンパ球に対して共刺激シグナルを伝える．樹状細胞，マクロファージ，B 細胞，またしばしば組織を形成する細胞も，T_h 細胞へ抗原提示することができる（表 1・2）．

表 1・2　さまざまな抗原提示細胞

抗原提示細胞	局　在	クラスⅡ MHC 分子の発現	共刺激分子	抗原提示する相手
指状嵌入樹状細胞	リンパ節傍皮質	＋＋	B7.1, B7.2, ICAM-1, ICAM-3	ナイーブ T 細胞
B 細胞	胚中心	＋→＋＋	B7.1, B7.2, ICAM-1（発現誘導）	T 細胞
マクロファージ	組織およびリンパ器官	0→＋＋	B7（発現誘導）ICAM-3, ICAM-1（発現誘導）	T 細胞
辺縁帯マクロファージ	脾臓およびリンパ節の辺縁帯	−	−	T 細胞非依存性抗原→B 細胞
沪胞樹状細胞	胚中心	−	イコソーム構成分子（C3b など）	B 細胞

樹状細胞 dendritic cell, **DC**　樹状細胞は体のさまざまな組織に存在する典型的な抗原提示細胞であり，リンパ系前駆細胞あるいは骨髄系前駆細胞から分化する．樹状細胞はクラスⅡ MHC 分子を発現しており，抗原を捕まえたのちにリンパ系を介してリンパ節へ遊走し，そこで T 細胞を活性化するための共刺激分子（CD40, CD80, CD86）の発現を上昇させる．リンパ節では，指状嵌入樹状細胞（interdigitating dendritic cell, IDC）として傍皮質に留まり，ナイーブ $CD4^+$T 細胞に効率的に抗原提示を行う．遊走した一部の樹状細胞は血液からリンパ組織に移行する．

ランゲルハンス細胞 Langerhans cell　ランゲルハンス細胞は皮膚に存在する骨髄由来の樹状細胞であり，抗原を取込み局所リンパ節へ輸送する．細胞表面マーカーとして CD207（ランゲリン langerin）や CD1，クラスⅡ MHC 分子を高発現しており，特徴的なテニスラケット型のバーベック顆粒（Birbeck granule，機能未知）をもっている．輸入リンパ管内に存在するランゲルハンス細胞はベール細胞（veiled cell）とよばれ，リンパ節で樹状細胞へと分化する．皮膚感作物質やUV照射はランゲルハンス細胞を遊走させ，接触性過敏症をひき起こす．

マクロファージ抗原提示細胞 macrophage APC　マクロファージは抗原を貪食し，その一部を分解して抗原提示する．Toll様受容体に結合した微生物由来の分子がマクロファージ上にクラスⅡ MHC分子と共刺激分子（B7.1/B7.2，CD80/86）の発現を誘導することにより，マクロファージが効率よくT_h1細胞に抗原提示するように働く．活性化されたマクロファージは，抗原提示と同時に，ICAM-1のような接着分子の発現を誘導したりIL-1の分泌を促す．二次リンパ組織へ再循環したマクロファージは，リンパ節の髄質と脾臓の赤脾髄に多く局在している．

沪胞樹状細胞 follicular dendritic cell, FDC　沪胞樹状細胞は脾臓とリンパ節の沪胞に存在し，そこでリンパ球と相互作用する．補体が結合した免疫複合体は，Fc受容体やC3受容体を介して沪胞樹状細胞の表面に捕まえられ，おもにB細胞へ抗原提示される．沪胞樹状細胞上に抗原が結合し抗原提示されることは，記憶B細胞の分化に必須である．

イコソーム iccosome　沪胞樹状細胞の細胞突起に存在する細胞質由来のビーズ状の構造物であり，抗原の長期の貯蔵に関与していると考えられている．この構造物は細胞からちぎれてB細胞に取込まれる．

辺縁帯マクロファージ marginal zone macrophage　辺縁帯マクロファージは脾臓の細動脈周囲のリンパ鞘（白脾髄の辺縁帯）とリンパ節の辺縁洞に沿って局在している．多糖のようなT細胞非依存性の抗原は，この細胞表面に捕まえられ，そこで長期間存在し続ける．辺縁帯マクロファージは複合糖質に対するレクチン様受容体であるシアロアドヘシン（Siglec-1，CD169）を発現しており，抗原をおもにB細胞へ抗原提示する．

潜在的抗原提示細胞 facultative APC　体を構成する多くの細胞はインターフェロンγにより刺激を受けると，クラスⅡ MHC分子の発現が誘導される．このクラスⅡ MHC分子の発現が誘導された潜在的な抗原提示細胞は，$CD4^+$T細胞に抗原提示をすることができる．ただし，共刺激分子をもたないことから，T細胞の分裂を誘導することはできない．

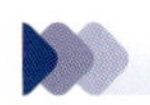

食細胞とアクセサリー細胞

単核食細胞系 mononuclear phagocyte system　単核食細胞系とは長期間生存する食細胞の総称であり，体のさまざまな組織に分布している．これらの細胞は骨髄幹細胞由来であり，免疫グロブリンと結合する受容体（FcγR）と補体と結合する受容体（CR1, CR3, CR4）を発現している．抗原粒子を貪食し，一部の細胞はリンパ球に対して抗原提示をすることもできる．この細胞系には以下の図１・５に示すような細胞が属する．

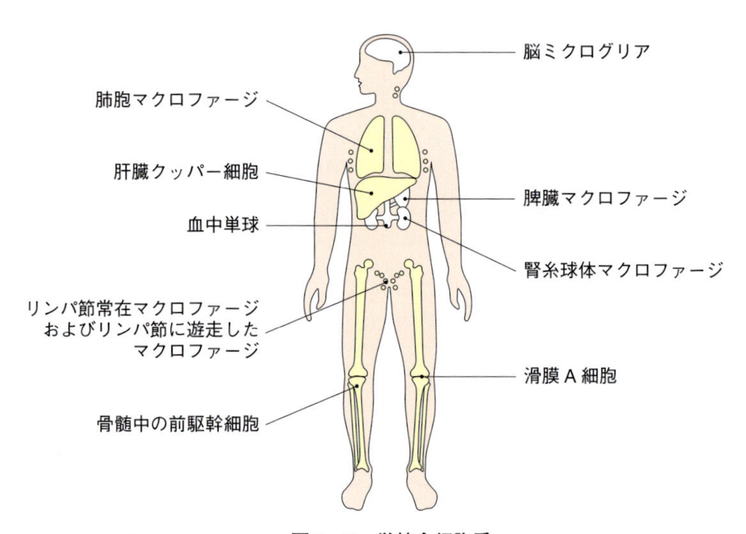

図１・５　単核食細胞系

単 球 monocyte　単球は血液中を流れている細胞で，白血球の約5%を占める．この細胞は組織に浸潤して，そこでマクロファージに分化する．この細胞は馬蹄型の核とアズール色素で染色されるアズール顆粒，そしてたくさんのリソソームをもっている．

マクロファージ macrophage　マクロファージは大型の食細胞であり，多くの組織，体腔の内側，肺に存在する．常在性マクロファージは組織に数年間局在している場合もあれば，二次リンパ組織に移動して抗原提示細胞として機能する場合もある．マクロファージの分化はマクロファージコロニー刺激因子（macrophage colony stimulating factor，M-CSF）によって促進される．局在する組織が異なればその細胞から受けるシグナルも異なるために，別の亜集団の細胞へと分化する．

クッパー細胞 kupffer cell　クッパー細胞は肝臓の類洞に沿って局在する食細胞である．腸管を介して体に侵入した抗原の大部分は，クッパー細胞によって除去される．

メサンギウム食細胞 mesangial phagocyte　メサンギウム食細胞は，細動脈がボーマン嚢に入り込む部位の糸球体内皮に沿って局在している．

ミクログリア microglial cell　ミクログリアは脳に存在する食細胞であり，典型的な樹状細胞様の形態をしている．胎児期および新生児期に脳に移行し定着する．

滑膜A細胞 synovial A cell　この細胞は関節の滑膜に局在する食細胞で，滑液と接している．

顆粒球 granulocyte　多形核白血球ともよばれる．顆粒球は分葉した核をもち，細胞質にたくさんの顆粒をもつ細胞であり，血液中の白血球の大部分を占める．顆粒球は染色によって次のように分類される．

好中球 neutrophil　好中球は優れた食作用をもつ食細胞であり，血液中の白血球のなかで最も多数（70%以上）を占める．走化性の刺激を受けると血液中を循環しながら48時間以内に組織に遊走し，そこで細菌などを貪食し最終的に死にいたる．抗原や補体を結合する受容体をもち，それらを介してオプソニン化された粒子を細胞内に取込む．

好酸球 eoshinophil　好酸球は血液中の白血球のうち2〜5%を占める．この細胞の顆粒には塩基性のタンパク質からなる晶質性の物質が含まれており，エキソサイトーシスによって分泌され，さまざまな病原菌，特に寄生虫に傷害を与える．顆粒の中にはヒスタミナーゼやアリルスルファターゼも含まれており，炎症反応を抑制する働きをする．

好塩基球 basophil　好塩基球は血液中の白血球のわずか0.5%以下である．この細胞の顆粒には炎症性のメディエーターが含まれており，肥満細胞と同じような機能をする場合もある．

肥満細胞（マスト細胞） mast cell　肥満細胞は血管が隣接するほとんどすべての組織に存在している．多数の顆粒を細胞内にもっており，顆粒中にはヒスタミン，血小板活性化因子（platelet-activating factor，PAF）のような炎症性メディエーターが含まれている．C3aやC5aによる活性化，あるいは高親和性IgE受容体（high-affinity IgE receptor, FcεRI）に結合したIgEの架橋刺激に応答して，これらの炎症性メディエーターが遊離される．これらの刺激は，細胞内でプロスタグランジンやロイコトリエンの産生をひき起こす．肥満細胞には以下の2種類の細胞が存在し，これらは共通の前駆細胞から分化誘導されたものと考えられている．

結合組織型肥満細胞 connective tissue mast cell, CTMC　結合組織型肥満細胞は多くの組織に局在している肥満細胞で，血管の周りのいたるところに存在しており，大量のヒスタミンとヘパリンを顆粒内にもっている．これらのヒスタミンやヘパリンの遊離は，抗アレルギー薬であるクロモグリク酸ナトリウムによって阻害される．

粘膜型肥満細胞 mucosal mast cell, MMC　粘膜型肥満細胞は腸管や肺に存在する肥満細胞である．この細胞はIL-3やIL-4の刺激によって増殖し，腸管に寄生虫が感染すると増殖が促される．

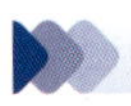

リンパ系

リンパ組織 lymphoid tissue　リンパ球は骨髄にある血液幹細胞由来の細胞である．初めに一次リンパ組織（primary lymphoid tissue），すなわちT細胞は胸腺，B細胞は骨髄において分化が誘導される（図1・6）．抗原受容体を発現した成熟したリンパ球は，二次リンパ組織（secondary lymphoid tissue）である脾臓，リンパ節，粘膜関連リンパ組織（MALT）へと分かれていく．

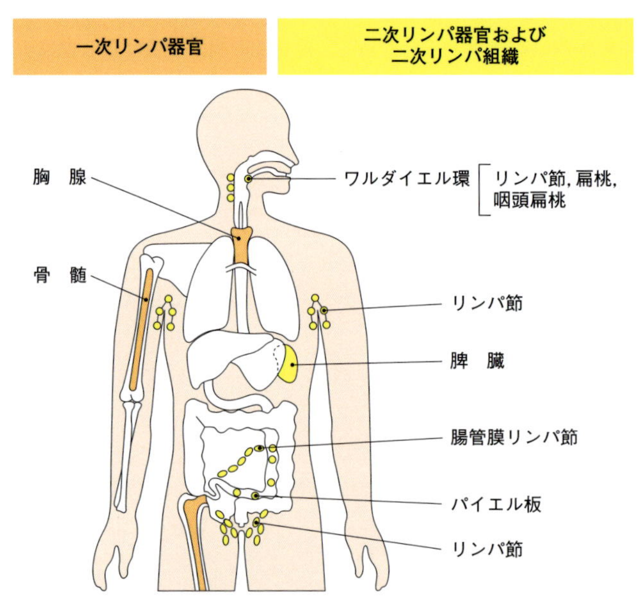

図1・6　主要なリンパ器官およびリンパ組織

リンパ球の移動 lymphocyte traffic　リンパ球はリンパ節や粘膜関連リンパ組織にある特殊な細静脈（高内皮細静脈 HEV）を経由して血管から出ていく（図1・7）．血管を出たリンパ球はリンパ系を介して循環し，リンパ節に集合して最終的に血液へ戻る．この再循環により，リンパ球は抗原と出会う機会を得る．

高内皮細静脈 high endothelial venule, HEV　高内皮細静脈は大部分の二次リンパ組織に存在するほかに，強い持続的な免疫反応を起こした他の組織においても誘導される．高内皮細静脈は特徴的な円柱状の細胞が並んだ血管であり，糖鎖修飾を受けた接着分子とケモカイン（CCL21など）の両方を部位特異的に発現している．ナイーブ細胞を含めて，リンパ組織を通過した最大で25%のリンパ球が接着分子に結合し，HEVを介して血管から出ていく．

リンパ系 lymphatic system　リンパ系は体全体に張り巡らされた管状の系であり，リンパ液が浸出する組織と浸出したリンパ液が血液に戻る組織を含む．リンパ系は末梢の抗原がリンパ節へ移動するための経路になっているほか，リンパ球や樹状細胞の再循環の経路にもなっている．

胸管 thoracic duct　**右リンパ本幹** right lymphatic duct　胸管と右リンパ本幹は，リンパ液が血液に合流する主要なリンパ管である．体幹，内臓，下肢を再循環している細胞は，胸管を通って鎖骨下静脈に合流する．右リンパ本幹では，右上半身のリンパが血液に合流する．

粘膜関連リンパ組織 mucosa-associated lymphoid tissue, MALT　粘膜関連リンパ組織は，呼吸器系，胃腸，泌尿生殖器系の粘膜下層に存在する非被包性のリンパ組織の総称である．この組織は病原体の侵入を阻止する場所ともなっている．体に分布するリンパ球の大部分は，この組織に存在している．

気管関連リンパ組織 bronchus-associated lymphoid tissue, BALT　呼吸器系に存在する粘膜関連リンパ組織．

ワルダイエル環 Waldeyer's ring　ワルダイエル環は頸部や咽頭のリンパ組織であり，咽頭扁桃，扁桃，およびその局所のリンパ節を含む．

扁桃 tonsil　**咽頭扁桃** pharyngeal tonsil　扁桃と咽頭扁桃は，咽頭の粘膜関連リンパ組織である．特にB細胞に富んでおり，B細胞はリンパ沪胞を形成している．

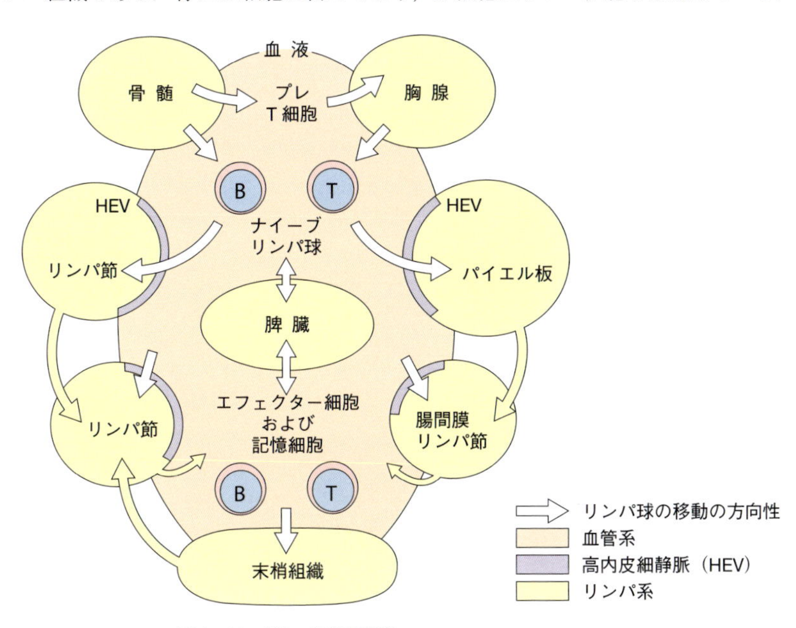

図1・7　リンパ球の移動

白血球の分化

骨 髄 bone marrow 骨髄は長管骨や軸骨格の内側に存在する造血組織である．静脈洞の網目が中心動脈や静脈の周りを取囲み，さらに分化している細胞の周りに広がっている．血液細胞はすべて骨髄幹細胞から分化した細胞で，骨髄細胞の10％がリンパ球であり，放射状に広がった動脈の周囲にクラスターを形成している．成熟した哺乳動物では，B細胞が骨髄で分化・成熟する．間質細胞が幹細胞因子（SCF）やIL-7などのサイトカインを分泌し，これらのサイトカインがプレT細胞やプレB細胞の初期の分化に必須である．わずかではあるが，成熟したリンパ球も骨髄中に存在している．

幹細胞因子 stem cell factor, SCF（Steel 因子 Steel factor） 幹細胞因子はさまざまな系譜の細胞の増殖を促進するサイトカインである．細胞が分化するにつれて，SCFを必要としなくなる（図1・8）．

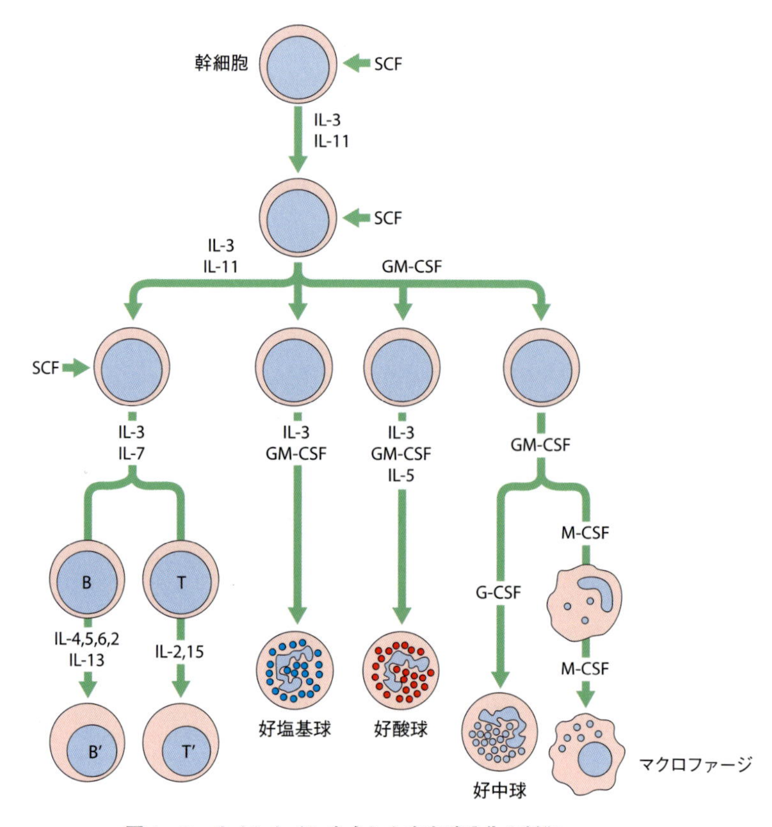

図1・8　サイトカインを介した白血球分化の制御

c-Kit（CD117） c-Kit は幹細胞因子（SCF）の受容体であり，T 細胞および B 細胞の前駆細胞に発現している．これらの前駆細胞において抗原受容体をコードする遺伝子の再構成が始まると c-Kit の発現が消失するが，血液幹細胞上の c-Kit は発現が維持される．NK 細胞のある亜集団の一つにも c-Kit が恒常的に発現しているほか，肥満細胞の前駆細胞にも発現している．c-Kit には，肥満細胞増殖因子（mast-cell growth factor，MGF）も結合することができる．

コロニー刺激因子 colony-stimulating factor, **CSF** コロニー刺激因子は，骨髄および末梢組織において血液幹細胞の分化を制御している(図 1・8)．このサイトカインのグループには，ほかに顆粒球コロニー刺激因子(G-CSF)，マクロファージコロニー刺激因子(M-CSF)，顆粒球マクロファージコロニー刺激因子(GM-CSF)が含まれ，これらはリンパ球のある特定の亜集団の分化を誘導することができる．IL-3(血液細胞すべての分化促進因子)，IL-5，IL-7，IL-11 も，機能的側面からみて同じグループの刺激因子である．

骨髄系細胞 myeloid cell 骨髄系細胞は顆粒球や単核食細胞と同じ系列の細胞であり，共通の幹細胞から分化する（図 1・9)．幹細胞の顆粒球マクロファージコロニー形成単位（CFU-GM）は CD34（感作されていない内皮細胞にも存在）とクラスⅡ MHC 分子を発現しており，分化が進むにつれて発現が消失する．

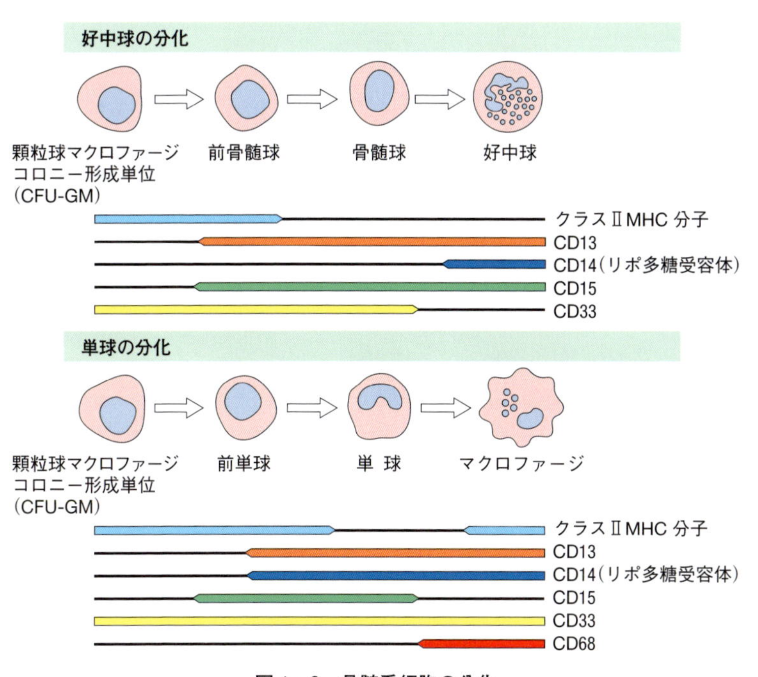

図 1・9 骨髄系細胞の分化

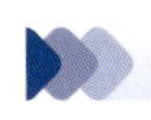

胸　腺

胸腺（thymus）は心臓を覆うように存在するリンパ組織であり，骨髄からリンパ球系幹細胞が胸腺へ移動し，T細胞へ分化する．胸腺は二つの小葉からなる臓器であり，小柱という結合組織で隔てられている．小葉には，外側に皮質，中心に髄質が存在する（図1・10）．

胸腺細胞 thymocyte　胸腺細胞とは，胸腺に存在するリンパ球をさす．胸腺ではT細胞抗原受容体のレパートリーがつくられる一方で，抗原提示細胞と相互作用することにより，T細胞が成熟する過程で自己反応性のクローンが除去される．この過程で未成熟なT細胞クローンが多数つくられる一方で，これらのクローンが選択される際に大部分の胸腺細胞がアポトーシスによって死にいたる．

胸腺皮質 thymic cortex　すべての胸腺細胞の約85%を占める細胞が胸腺の外側の領域である胸腺皮質に存在している．これらの細胞はCD1を発現した未成熟な細胞であり，活発に分裂をしている．これら胸腺皮質に存在する細胞の大部分はCD4およびCD8を発現しているため，二重陽性（double-positive）細胞とよばれている．

胸腺髄質 thymic medulla　胸腺髄質にはリンパ球があまり存在しないが，胸腺皮質に局在する細胞に比較して，髄質にいる細胞ははるかに成熟している．末梢組織にいるCD4陽性あるいはCD8陽性（single-positive）細胞は，この髄質で分化する．

胸腺上皮細胞 thymic epithelial cell　胸腺上皮細胞はクラスⅡ MHC分子を発現した抗原提示細胞であり，皮質から髄質にかけてネットワークをつくるようにまたがって分布しており，T細胞レパートリーのクローンの選択に関与している．

ハッサル小体 Hassall's corpuscle　ハッサル小体はヒト胸腺髄質にみられる，上皮細胞でできた渦巻き状の構造体であり，機能はわかっていない．

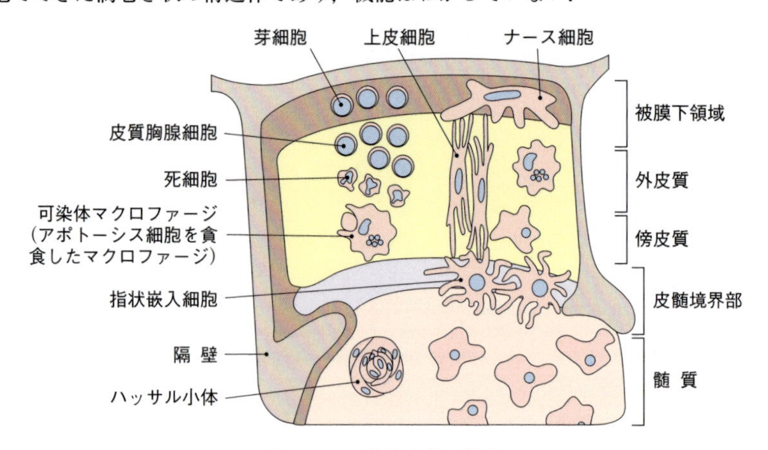

図1・10　胸腺小葉の構造

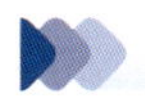

T 細胞の分化

T 細胞の教育 education of T cell　T 細胞は胸腺で教育される．すなわち，プレ T 細胞が骨髄から胸腺へ移動し，被膜下領域において分裂をする（図 1・11）．これらは CD4 および CD8 二重陰性（double-negative）の細胞であるが，皮質において急速に分裂をして CD4 および CD8 二重陽性の細胞へ分化し，胸腺細胞の大部分を占めるようになる．これらの細胞は分化に伴い抗原受容体（TCR）を発現し，正または負の選択がなされる．この分化途中の胸腺細胞は，CD4 あるいは CD8 のどちらかの分子の発現が消失し，CD4 陽性あるいは CD8 陽性（single-positive）細胞へと成熟する．この成熟した細胞は，胸腺の髄質に存在する．機能できない T 細胞受容体を発現した細胞，自分自身の MHC 分子と相互作用することができない細胞，また自己抗原に反応する細胞は，皮質で分化するあいだに死んでしまい，可染体マクロファージによって貪食される．

正の選択と負の選択 positive and negative selection　正および負の選択とは，胸腺細胞が分化する段階でアポトーシスから回避するプロセスをさす．胸腺上皮細胞上の MHC 分子と相互作用することができた胸腺細胞は正の選択が起こり増殖する一方（図 1・11），樹状細胞上の MHC 分子に提示された自己抗原を認識した細胞は負の選択がなされ，アポトーシスにより死滅する．

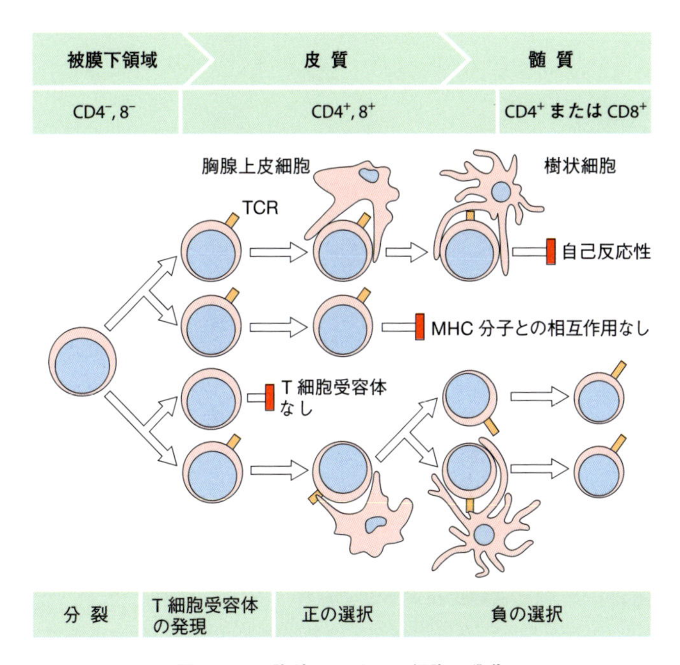

図 1・11　胸腺における T 細胞の分化

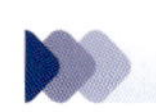

リンパ節

リンパ節（lymph node）は被包性の器官であり，リンパ系を遮り，その中にリンパ球や抗原提示細胞の凝集塊をもつ．リンパ節は末梢から運ばれてきた抗原を途中で捕まえるのに適した部位，すなわち腋窩部，鼠径部，頸部に存在している．腸間膜リンパ節は大きなリンパ節であり，腸管に存在する抗原や病原体から体を守るのに最適である．リンパ節は構造的に異なるいくつかの領域によって構成されている（図 1・12）．

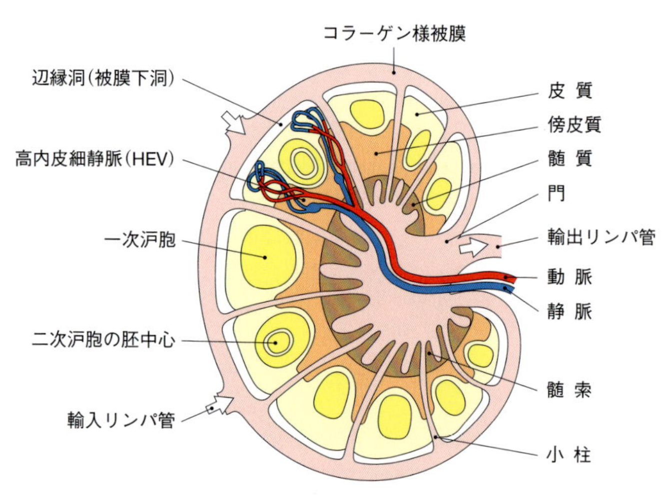

図 1・12　リンパ節の構造

辺縁洞 marginal sinus　辺縁洞は囊の直下にあり，リンパ節に運ばれた抗原を捕まえることのできる食細胞，すなわち辺縁帯マクロファージが存在している．

皮 質 cortex　皮質はリンパ節の外側の領域であり，おもに B 細胞が多く局在している．沪胞はこの領域にある．

傍皮質 paracortex　傍皮質にはおもに T 細胞が存在しており，抗原を提示するクラス II MHC 分子を高発現した指状嵌入樹状細胞と接している．傍皮質にはリンパ組織に特有の高内皮細静脈（HEV）が存在している．多くのリンパ球がこの HEV を介して血液からリンパ組織へと遊走する．この HEV には，特殊なケモカイン（CCL21 など）や接着分子（GlyCAM など）が発現している．

髄 質 medulla　他の領域に比較して，髄質にはリンパ球は比較的少なく，むしろマクロファージや形質細胞が多く存在している．髄索はリンパ球が密集した索であり，これが髄質の内部に広がっている．

輸入リンパ管 afferent lymphatic　**輸出リンパ管** efferent lymphatic　血液中から高内皮細静脈（HEV）を介して遊走したリンパ球や輸入リンパ管を流れてきたリンパ球はリンパ節に到達し，辺縁洞（被膜下洞）に押し出される．これらの細胞はそれぞれ異なる領域に移動し，最終的に輸出リンパ管を経由してリンパ節を出ていく．

リンパ沪胞 lymphoid follicle　リンパ沪胞はリンパ球と抗原提示細胞が密集した凝集体である．未刺激のリンパ節では一次沪胞があり，これが抗原による刺激を受けると大きな二次沪胞へと変化する．

胚中心 germinal center　胚中心は急速に分裂をしているB細胞が存在する領域であり（図1・13），二次沪胞の中心にある．二次沪胞は記憶B細胞の分化と抗体産生の二次応答にかかわる重要な場所である．胚中心にいるわずかなB細胞が胚中心細胞（centroblast）になり，暗帯基底部において急速に分裂をする．この際，免疫グロブリン遺伝子の再構成（体細胞変異）が起こる．分裂した細胞は明帯基底部の中心細胞（centrocyte）となり，そこで沪胞樹状細胞から遊離された抗原と結合する．抗原に対して高親和性の抗体をもつB細胞が選択される一方，親和性の低い抗体を発現したB細胞は生存できずに死滅し，マクロファージによって貪食される．抗原により活性化を受けたB細胞は胚中心の縁に移動し，$CD4^{+}$T細胞へ抗原を提示する．このB細胞は胚中心の外側から移動する前に次の段階の細胞分裂を行い，記憶細胞と形質細胞を産生する．

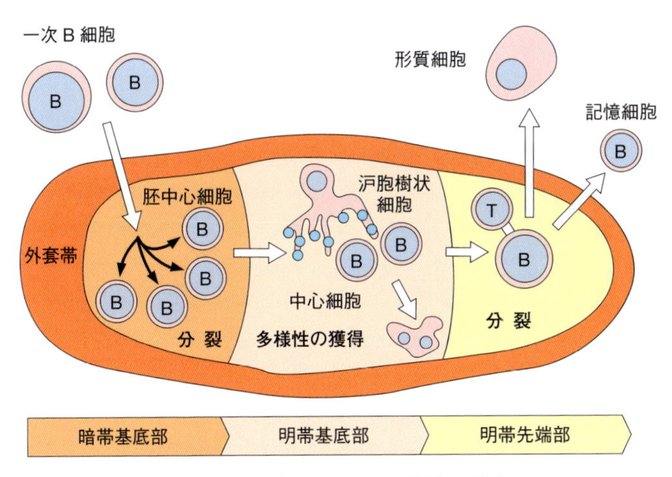

図1・13　胚中心におけるB細胞の分化

Bcl-2　Bcl-2は抗原を取込んだ中心細胞に発現誘導される分子である．この分子が二量体化すると，中心細胞はアポトーシスを回避することができる．骨髄の血液系細胞が分化をする際にも，これらの細胞にBcl-2が発現することが知られている．

脾　臓

脾臓(spleen)は被包性の二次リンパ器官であり，腹膜内の横隔膜の下で胃の背後にある．脾臓には赤脾髄と白脾髄の二つの領域があり，白脾髄は動脈周囲リンパ鞘（PALS）ともよばれる（図1・14）．

赤脾髄 red pulp　脾臓は脾動脈と静脈洞のネットワークで構成されている．静脈洞の周りにはマクロファージがおり，これが古くなった赤血球を除去している．形質細胞がこの領域（静脈洞の周り）に存在することもある．

白脾髄 white pulp（動脈周囲リンパ鞘 periarteriolar lympahtic sheath, PALS）　白脾髄はリンパ組織の大部分を含み，細動脈の周囲に分布している．T細胞はこの中心細動脈の周囲に存在し，B細胞がさらにその外側を取囲んでいる．B細胞は一次沪胞，および胚中心をもつ二次リンパ沪胞を形成する．食細胞や抗原提示細胞も，この沪胞に存在する．

辺縁帯 marginal zone　辺縁帯はPALSの外側の領域をいう．この領域にはゆっくりと再循環しているB細胞，CD169陽性の辺縁帯メタロフィル（MZM），さらにはT細胞非依存的な抗原をB細胞に提示するマクロファージが存在している．辺縁洞は辺縁帯の縁に沿って位置している．リンパ球の大部分は辺縁帯にある特殊な毛細血管を経由して白脾髄に入ったのち，辺縁洞どうしをつなぐチャンネルを経由して白脾髄を出て，赤脾髄の静脈洞へと流れていく．

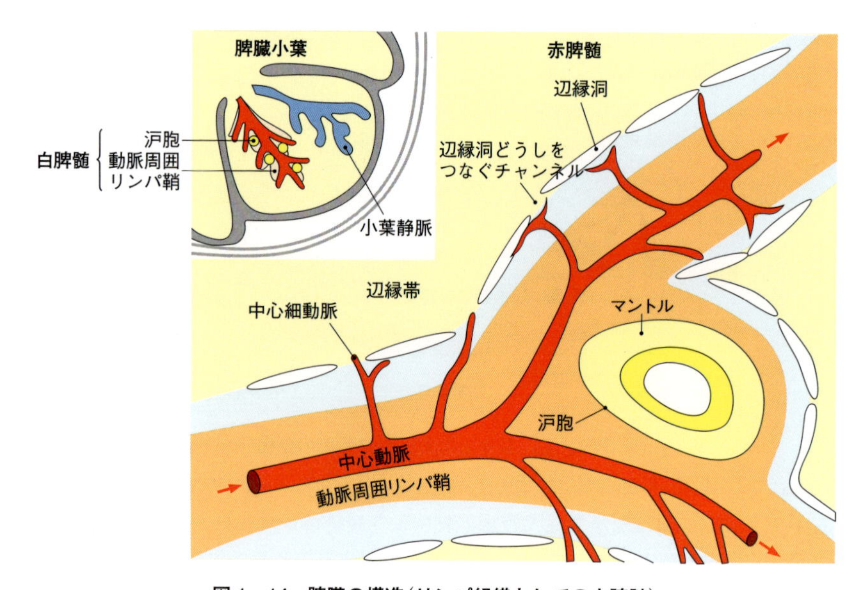

図1・14　脾臓の構造(リンパ組織としての白脾髄)

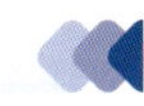

腸管関連リンパ組織

腸管関連リンパ組織（gut-associated lymphoid tissue, GALT）は，腸管における粘膜関連リンパ組織のことをさす．これらのなかには，局所的にリンパ球の集積している粘膜固有層やパイエル板も含んでおり，これらの組織にはIgAを産生するB細胞や形質細胞が多数存在する．IL-10やTGF-βを分泌するTreg細胞は粘膜固有層に共通して存在し，食物由来の抗原に対して免疫応答を調節する役割を担っている．

パイエル板 Peyer's patch　パイエル板はリンパ球が集積した小腸粘膜上の部位であり，腸管壁上の蒼白色をしたパッチのようにみえる．パイエル板の腸管粘膜に相当する部位には杯細胞がなく，M細胞からなる特殊な上皮形態をしている（図1・15）．このM細胞は，その下層にいるリンパ球へ抗原を輸送する．リンパ球はHEVを介してパイエル板に遊走するが，このHEVにはMAdCAM-1を発現していて，$\alpha_4\beta_7$インテグリンを発現しているリンパ球がこれに結合する．リンパ球は局所リンパ管を通ってパイエル板を出て，粘膜固有層に選択的に局在する．

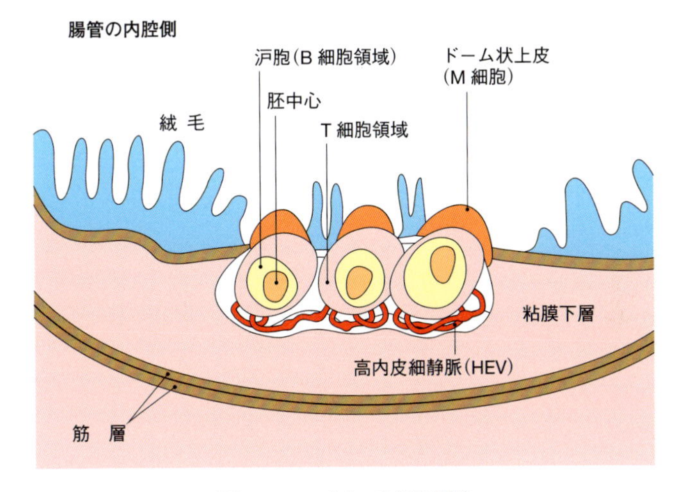

図1・15　パイエル板の構造

分泌型免疫系 secretory immune system　分泌型免疫系とは，唾液腺，涙腺，乳腺，GALTのような分泌組織にみられる生体防御の免疫系をさす．これらの防御に最も寄与しているものが，分泌型のIgAである．IgA二量体は上皮細胞の基底面にあるpoly-Ig受容体に結合し，上皮細胞を通過して反対側に運ばれる．

免疫の認識機構

抗原受容体

免疫系は抗原を特異的に認識する二つの手段をもつ．B 細胞は受容体として免疫グロブリン（抗体）を細胞表面にもち，これにより抗原そのものを認識する．一方，T 細胞はT 細胞受容体（TCR）を細胞表面にもち，これによって他の細胞由来の抗原を認識している．リンパ球の出現前から存在している微生物病原体由来の構成成分に対して，多くの細胞はさまざまな受容体をもっている．

抗 原 antigen　抗原とはB 細胞やT 細胞によって認識されうるすべての分子に対して用いられる用語である．一般に，免疫グロブリンは抗原そのものあるいは立体構造を保持した抗原由来の大きな断片を認識し結合する．一方，T 細胞の大部分は，主要組織適合遺伝子複合体（MHC）分子に結合した抗原由来のポリペプチド断片で，同じ生体内の他の細胞表面上に提示されたものしか認識できない．

抗原決定基 antigenic determinant　抗原決定基すなわち**エピトープ**（epitope）とは，抗原の一部分で，免疫グロブリンが結合する部位のことである．通常，抗原は多くの抗原決定基をもっており，それぞれ違ったものであったり，繰返した分子構造だったりする．実際には，タンパク質の分子表面はすべて抗原決定基となりうる．図2・1に3種類の異なるモノクローナル抗体が認識するリゾチーム分子表面上の抗原決定基を示す．

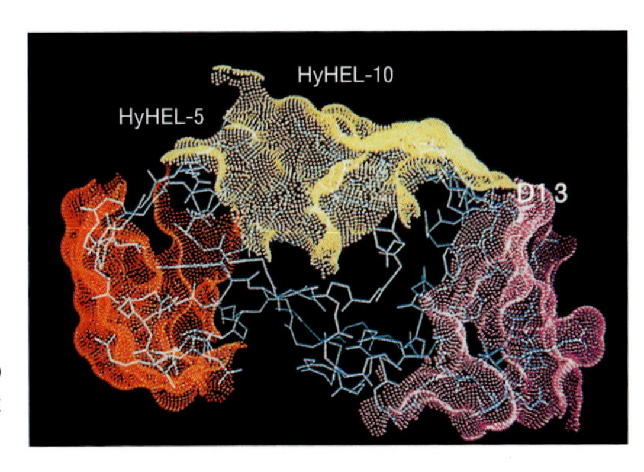

図2・1　リゾチーム上の三つの異なる抗原決定基［画像はD. R. Davis の厚意による］

抗体 antibody, Ab（**免疫グロブリン** immunoglobulin, Ig）　抗体（免疫グロブリン）は，そもそも抗原と接触したあとに誘導される血清中のタンパク質の一つとして同定された．このタンパク質は誘導の際に用いた抗原と特異的に結合する．その後，B 細胞は分泌された抗体の膜型抗体を抗原受容体（BCR）として用いていることが明らかになった．B 細胞上の抗原受容体は Ig α と Ig β の 2 種類のポリペプチド（CD79a および CD79b）と相互作用している（図 2・2 左）．

Ig α，Ig β（CD79）　Ig α および Ig β は B 細胞内へ活性化シグナルを伝える膜貫通型のタンパク質である．Ig α，Ig β は，膜型 Ig の発現に必須である．それゆえ，この CD79 は成熟 B 細胞のマーカーでもある．

T 細胞抗原受容体 T-cell antigen receptor, **TCR**　T 細胞抗原受容体はすべての成熟 T 細胞に発現している膜貫通型タンパク質であり，MHC 分子に結合した抗原ペプチドを認識する．T 細胞受容体は MHC–抗原ペプチド（MHC に結合した抗原ペプチド）を認識するヘテロ二量体と，T 細胞活性化の引き金を引く膜型タンパク質複合体である CD3 複合体からなる（図 2・2 右）．TCR の MHC–抗原と結合する部分は T 細胞ごとにみな異なっているのに対して，CD3 複合体を構成する分子（$\gamma, \delta, \varepsilon 2, \zeta 2$）に関してはすべての細胞で同一である．

免疫受容体チロシン活性化モチーフ immunoreceptor tyrosine-based activation motif, ITAM　免疫受容体チロシン活性化モチーフは，CD79 や CD3 などの多くの免疫受容体の細胞質ドメインに存在するモチーフ配列であり，さまざまなチロシンキナーゼによりリン酸化を受ける部位である．ITAM のリン酸化は細胞活性化を促進する．一方，ITAM と類似の抑制性のモチーフは ITIM といい，この部位がリン酸化されると細胞の活性化を抑制するように働く．

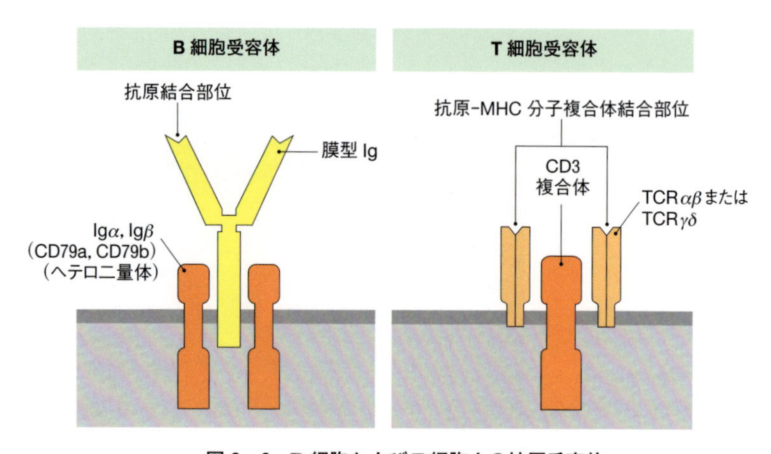

図 2・2　B 細胞および T 細胞上の抗原受容体

抗体の構造

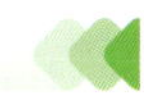

重鎖 heavy chain　**軽鎖** light chain　抗体は，基本的に二つの同一の軽鎖と二つの同じ重鎖の四量体からなり，分子内および分子間ジスルフィド結合（図2・3，赤の部分）によって架橋されて安定化している．重鎖は糖鎖修飾を受けている（C_H2 ドメイン内）．免疫グロブリンの重鎖は，450から600アミノ酸からなる5種類（$\mu, \gamma, \alpha, \varepsilon, \delta$）が知られており，抗体の種類によって使われる重鎖が異なっている．軽鎖は約230アミノ酸からなる2種類（κ, λ）が存在する．いずれの軽鎖も5種類の重鎖のいずれとも相互作用することができる．重鎖と軽鎖は一緒にドメイン構造を形成している．

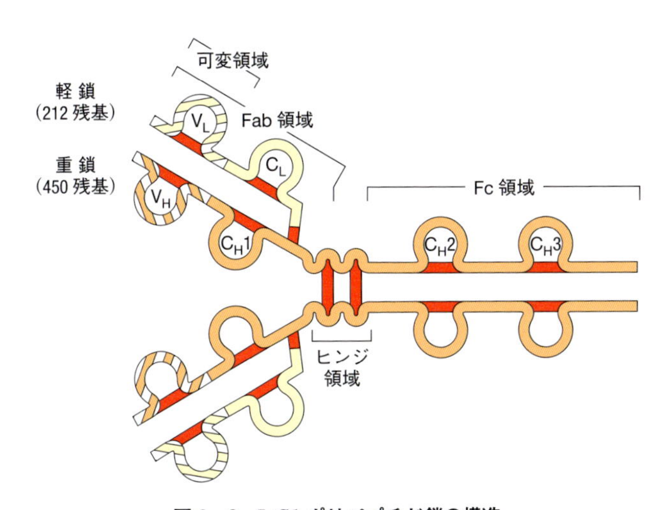

図2・3　IgG1 ポリペプチド鎖の構造

プレB細胞受容体 pre-B cell receptor　プレB細胞受容体は分化段階のB細胞に発現している受容体であり，一つのμ重鎖と代替軽鎖から構成される．

膜型免疫グロブリン membrane immunoglobulin　**分泌型免疫グロブリン** secretory immunoglobulin　免疫グロブリン（抗体）は，成熟B細胞の膜貫通型タンパク質として発現され抗原受容体として機能する場合と，分泌型として産生される場合がある．分泌型の抗体は膜型の抗体と構造的に同一であり，膜貫通ドメインとC末端側の短い細胞質ドメインを欠失している点のみが異なる．分泌された抗体は，細胞外液や分泌物と一緒に存在する．ナイーブB細胞（virgin B cell）は膜型の抗体を発現しているが，抗原による活性化を受けて形質細胞へ分化をすると，分泌型の抗体を産生するようになる．

可変領域 variable(V) region　**定常領域** constant(C) region　同じクラスの異なる抗体分子間のアミノ酸配列の違いを調べると，違いのほとんどは軽鎖と重鎖のN末端ドメインに集中している（図2・3，図2・4）．それゆえ，このドメインを可変領域とよぶ．一つの軽鎖と一つの重鎖の可変領域（V領域）によって，抗原結合部位が形成されている．残りのドメインはどのクラスの抗体のアミノ酸配列を比べてもかなり普遍的であることから，定常領域（C領域）とよばれる．抗体分子のドメインの名称は軽鎖あるいは重鎖の可変領域か定常領域かに基づいて付されており，以下の通りである．

- V_H，V_Lは，重鎖および軽鎖の可変領域をいう．
- C_L，C_H1は，軽鎖の定常領域と重鎖のN末端側の最初の定常領域をさす．
- C_γ，C_μなどは重鎖のドメインをさし，抗体のクラス（種類）を示す．たとえば$C_\mu 1$の場合は，IgM抗体のμ重鎖のN末端側の最初の定常領域を意味する．

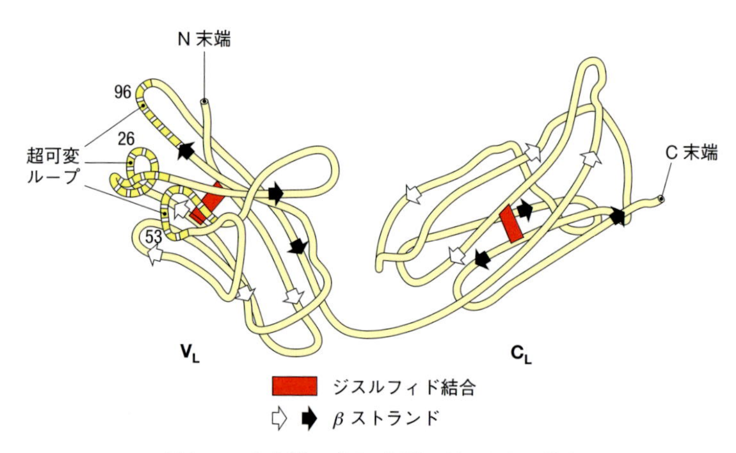

図2・4　免疫グロブリン軽鎖の折りたたみ構造

Fab領域 Fab region　**Fc領域** Fc region　Fab領域，Fc領域という二つの名称は，それぞれ抗体の抗原が結合する部位（Fab）と定常領域の部位（Fc）をさす．この名称は，そもそもパパインという酵素で抗体を切断した際の二つの断片に付されたそれぞれの名称である．

ヒンジ領域 hinge region　ヒンジ領域とは重鎖の一部であり，重鎖間のジスルフィド結合を含み，抗体分子が自由に折れ曲がることのできる部分をさす．この領域があるため，二つの抗原結合部位はそれぞれ方向性を制限されることなく病原体の表面に結合することができる．

抗体の構造多様性

クラス class, **サブクラス** subclass　**アイソタイプ** isotype　抗体は重鎖の構造の類似性に基づいて，いくつかのクラスおよびサブクラスに分類することができる．抗体のクラスが異なれば機能も異なる．哺乳動物では五つの抗体のクラス(IgG, IgM, IgA, IgD, IgE)が存在し，そのうちIgGとIgAはさらにサブクラスに細分類される．サブクラスの数は生物種により異なる．たとえばヒトでは，IgGは四つのサブクラス(IgG1からIgG4)に細分化される．すべてのヒトがおのおののクラスとサブクラスをコードする抗体遺伝子をもっているように，アイソタイプのバリアント，すなわち複数のアイソタイプ抗体が存在する（抗体のクラスおよびサブクラスの違いを含めてアイソタイプという）.

κ 鎖 kappa chain　**λ 鎖** lambda chain　抗体の軽鎖は二つの種類，すなわち κ 鎖と λ 鎖に分類される．この二つの軽鎖は異なる遺伝子座にコードされている．これらも，アイソタイプバリアントである．いずれの軽鎖も，クラスやサブクラスの異なるそれぞれの重鎖と結合することができる．

対立遺伝子排除 allelic exclusion　細胞は母親由来染色体の遺伝子あるいは父親由来の遺伝子のどちらか一方を用い，両方の遺伝子を同時に用いることはない．これを対立遺伝子排除という．個々のB細胞は重鎖および軽鎖の遺伝子に関して対立遺伝子排除を示す．また，T細胞も $\alpha\beta$ T細胞受容体および $\gamma\delta$ T細胞受容体に関して対立遺伝子排除を示す．

単一鎖抗体 single-chain antibody*　ラクダ科の動物（ラクダやラマ）は，軽鎖をもたず，重鎖のみが会合した抗体をもっている．この抗体は重鎖のみで抗原結合部位を形成できることを意味し，抗体を遺伝子工学的に改変する際のよいモデルになっている．〔*訳注：V_H と V_L ドメインからなる一本鎖抗体というと，single chain Fv(scFv)をさす〕

単一ドメイン抗体 single-domain antibody（**ナノボディ** nanobody）　単一ドメイン抗体とは遺伝子工学的に抗体の一つのVドメインのみで作製された一本鎖抗体であり，抗体による認識やターゲティングを目的とする応用に使われる．

イディオタイプ idiotype, Ids　イディオタイプとは，抗体のV領域における膨大な種類の構造多型によって構成されるバリアントのことであり，その多様性のゆえに異なる抗原に結合できる．いくつかのイディオタイプは，特別なIg遺伝子のセット（ハプロタイプ）をもつ動物によってのみ産生され，生殖細胞系列イディオタイプ（germline idiotype）がそれである．

反復性イディオタイプ recurrent idiotype　**優性イディオタイプ** dominant idiotype　特殊な抗原に対する免疫応答において，ヒトそれぞれ，ある特定のイディオタイプの抗体が頻繁に使われる．これを反復性イディオタイプという．ある抗原に対する抗体反応において主要なイディオタイプが使われていた場合，それを優性イディオタイプという．

イディオトープ idiotope　抗イディオタイプ抗体によって認識される抗体V領域上のエピトープを，イディオトープという．一つのイディオタイプは，それがもつ複数のイディオトープの集まりとして規定できる．一つのイディオトープが複数の種類の抗体上に存在する場合もある．

Kabat-Wu プロット Kabat and Wu plot　Kabat-Wu プロットは，免疫グロブリンのアミノ酸配列上の多様性を示すもので（図2・5），多くの異なる抗体のアミノ酸配列を比較することにより行われる．このプロットはアミノ酸残基の位置一つずつに対して多様性をプロットしているので，重鎖や軽鎖の最も多様性に富んだ領域が強調される．

超可変領域 hybervariable region　**フレームワーク領域** framework segment

重鎖および軽鎖のV領域内には，最も多様性に富んだ3箇所の領域が存在する．この領域は抗原結合部位に集中している(図2・5のKabat-Wuプロットにおいて赤で表示)．これらの超可変領域は，比較的不変なフレームワーク領域によって分断されている．

相補性決定領域 complementarity-determining region, CDR　相補性決定領域とは抗原結合部位を構成するV領域の一部分をさす．重鎖と軽鎖のV領域は一緒にCDRを形づくるようにフォールディングしており，抗体分子の最も離れた先端に位置している．

アロタイプ allotype　アロタイプとは，同一種内における遺伝的な違いによるバリアントをさす．それぞれの個体は，Ig遺伝子座に個体に特有のバリアントをもっており，その変異がしばしばほかと異なっている．ヒトでは，IgG重鎖に関して，Gmシリーズとよばれるアロタイプが知られている．

免疫グロブリンスーパーファミリー immunoglobulin superfamily, IgSF　免疫グロブリンにみられる三つあるいは四つのループがβプリーツシートとジスルフィド結合によって安定化された構造（βバレル構造ともいう）は多くの分子に見いだされ，これらは免疫グロブリンスーパーファミリーに属する（図2・4参照）．このドメイン構造は，細胞表面受容体であるCD2，CD4，CD8，T細胞受容体(TCR)，MHC分子，Fc受容体(CD16，CD32，CD64）などに存在する．

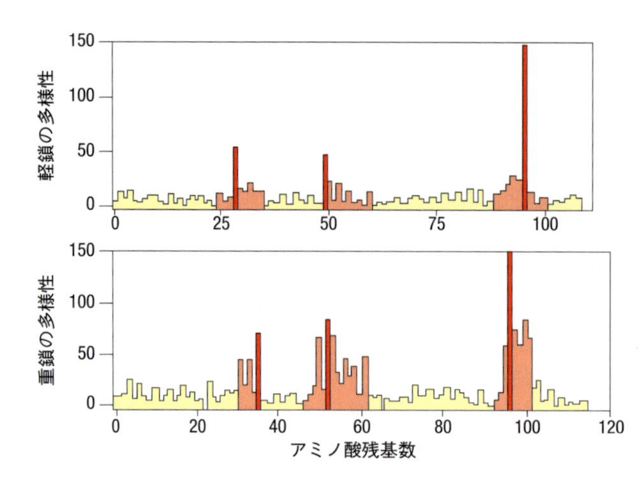

図2・5　抗体重鎖と軽鎖の **Kabat-Wu** プロット

抗体の機能

抗体は二重の機能をもった分子である．第一の機能は抗原に結合することであり，もう一つは宿主の組織やエフェクターシステムと一緒に働いて，抗原の排除を促進することである．ウイルス表面に結合する抗体がウイルスの宿主細胞への接着・感染を阻害するように，抗体の機能は単に抗原との結合によって達成されることもある．しかし多くの場合，抗原抗体複合体が免疫細胞表面のFc受容体に結合する必要がある．抗体の重鎖および軽鎖の二つのV領域は抗原との結合に関与する一方，Fc領域のCドメインは免疫担当細胞との相互作用あるいは補体系の成分であるC1qとの結合に必須である．抗体のクラスやサブクラスが違うと相互作用する細胞が異なるため，その機能もおのずと異なってくる（表2・1）．

表2・1　ヒト免疫グロブリンアイソタイプの性質

抗体の種類	重鎖	血清中の濃度 (mg/mL)	分子量 (kDa)	重鎖のIgドメイン数	補体C1活性可能	胎盤の通過	上皮での輸送	肥満細胞への結合
IgG1	$\gamma1$	9	146	4	＋	＋		
IgG2	$\gamma2$	3	146	4	＋	＋		
IgG3	$\gamma3$	1	170	4	＋	＋		
IgG4	$\gamma4$	0.5	146	4		＋		
IgM	μ	1.5	970	5	＋			
IgD	δ	0.03	184	4				
IgA1	$\alpha1$	3.0	160	4				
IgA2	$\alpha2$	0.5	160	4				
sIgA	$\alpha1$か$\alpha2$	0.05	385	4			＋	
IgE	ε	0.00005	188	5				＋

IgG（免疫グロブリンG）immunoglobulin G　IgGは血清中の免疫グロブリンの大部分を占め，多くの抗原に対して二次免疫応答を担う主要な分子である．ヒトでは，IgGは胎盤を通過して胎児に受け渡され，新生児の生体防御に寄与している．IgG4を除くすべてのサブクラスのIgGはCγ2ドメインを介してC1qと結合し，補体の古典経路を活性化する．IgGは免疫複合体を好中球やマクロファージ上のFc受容

体につなぎ止め，オプソニンとして機能することができる．また，IgG は Fc 受容体をもつ大顆粒リンパ球に結合することにより，標的細胞の破壊を誘導することもできる．

FcRn FcRn は胎盤の Fc 受容体であり，すべてのサブクラスの IgG と結合し，胎児の血液へ IgG を輸送する．

IgM（免疫グロブリン M）immunoglobulin M IgM は重鎖二つと軽鎖二つからなる四量体の基本骨格が 5 分子会合した構造をしている．免疫系細胞の分化の初期および一次免疫応答において，最初に産生されるクラスの抗体が IgM である．IgM は非常に効率的に補体と結合し，T 細胞非依存性の抗原に対する抗体の最も主要なクラスである．

IgD（免疫グロブリン D）immunoglobulin D IgD は血清中にはほとんど存在しないが，多くの B 細胞表面上に抗原受容体として存在している．B 細胞上では IgM と一緒に発現している．IgD は活性化後で分化途中の B 細胞には発現しているが，成熟した抗体産生細胞では消失する．

IgA（免疫グロブリン A）immunoglobulin A IgA は重鎖と軽鎖それぞれ二つずつからなる四量体の基本構造そのもの，あるいはその二量体や多量体であるが，特にヒトでは単量体として，他の動物種では二量体として存在している．IgA は分泌抗体のなかで最も主要なクラスであり，この抗体によって粘膜を保護している．初乳にも IgA がたくさん含まれており，胎盤を介する IgG の移行ができない動物種にとって，新生仔を守るために特に重要である．

J 鎖 J chain J 鎖とは多量体を構成する抗体（IgM および IgA）に存在するペプチドであり，多量体形成にかかわっている．J 鎖は B 細胞でつくられるが，免疫グロブリン遺伝子にはコードされていない．

ポリ Ig 受容体 poly-Ig receptor ポリ Ig 受容体は上皮細胞の漿膜側表面に存在し，IgA を輸送し分泌する役割を担っている．免疫グロブリンスーパーファミリーに属し，五つの Ig ドメインからなる．IgA 二量体はこの受容体に結合し上皮細胞を横切って輸送される．その後，受容体は切断され分泌片となり，分泌型 IgA（sIgA）がエキソサイトーシスによって遊離される．

分泌片 secretory piece 分泌片は分泌型のポリ Ig 受容体である．この断片はジスルフィド結合によって IgA に結合していて，IgA の C ドメインの周りに巻き付いて酵素による分解から IgA を守っている．

IgE（免疫グロブリン E）immunoglobulin E 抗原と結合した IgE は，肥満細胞や好塩基球上にある高親和性 Fc 受容体（Fcε RI）に結合し，これらの細胞から炎症性メディエーターであるヒスタミンの遊離をひき起こす．IgE は寄生虫感染の防御に対して特に重要であるが，それと同時に喘息や花粉症のような I 型過敏症反応にも関与している．

抗体遺伝子

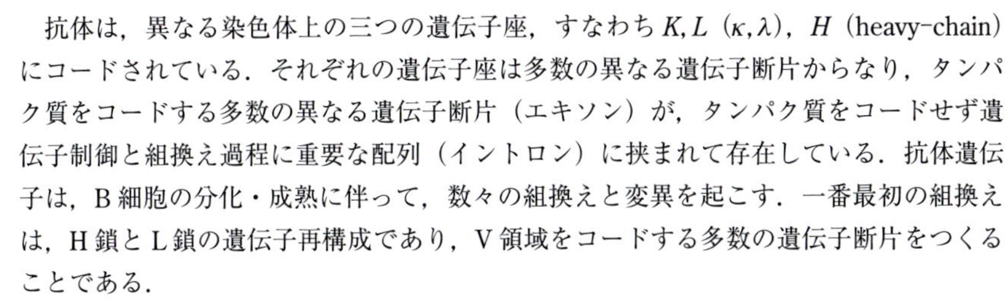
抗体は，異なる染色体上の三つの遺伝子座，すなわち *K*, *L*（κ, λ），*H*（heavy-chain）にコードされている．それぞれの遺伝子座は多数の異なる遺伝子断片からなり，タンパク質をコードする多数の異なる遺伝子断片（エキソン）が，タンパク質をコードせず遺伝子制御と組換え過程に重要な配列（イントロン）に挟まれて存在している．抗体遺伝子は，B 細胞の分化・成熟に伴って，数々の組換えと変異を起こす．一番最初の組換えは，H 鎖と L 鎖の遺伝子再構成であり，V 領域をコードする多数の遺伝子断片をつくることである．

多様性の創出 generation of diversity　多様性の創出とは抗体がもつ膨大な数の V 領域を生み出す過程をいう．この過程は以下の通りである．

① *K*, *L*, *H* 遺伝子座において多くの異なる V 領域遺伝子をもつ生殖細胞系列をつくり出す．
② *V*, *D*, *J* 遺伝子断片の再構成（図 2・6）
③ 遺伝子断片の結合位置における N ヌクレオチド（nongermline nucleotide）の挿入
④ 軽鎖と重鎖のさまざまな組合わせ
⑤ 個々の B 細胞における *V* 遺伝子上の体細胞変異

T 細胞受容体も同様のメカニズムで多様性をつくり出すが，T 細胞受容体遺伝子では体細胞変異は起こらない．

***V* 遺伝子** *V* gene　*V* 遺伝子は抗体 V 領域の N 末端の約 95 アミノ酸からなる領域をコードしている．それぞれの遺伝子座における *V* 遺伝子の数は，遺伝子座や生物種により異なっている．T 細胞受容体をコードする類似の遺伝子が 4 箇所の遺伝子座に存在している．

***J* 遺伝子** *J* gene　***D* 遺伝子** *D* gene　重鎖の V 領域をコードする遺伝子は，重鎖 V 領域をコードする *V* 遺伝子がいずれか一つの *D*（diversity）遺伝子および *J*（joining）遺伝子と結合して *VDJ* 遺伝子として形成される（図 2・6）．軽鎖の遺伝子も同様の遺伝子再構成が起こるが，軽鎖に関しては *D* 遺伝子断片は存在せず，一つの *V* 遺伝子が直接一つの *J* 遺伝子と結合する．T 細胞受容体の *B* および *D* 遺伝子座は抗原受容体の *D* および *J* 遺伝子にそれぞれ類似しており，T 細胞受容体の *A* および *G* 遺伝子座は *J* 遺伝子のみをもっている（*J* 遺伝子を J 鎖をコードする遺伝子と混同しないこと）．

組換えシグナル配列 recombination signal sequence, RSS　**12/23 ルール** 12/23 rule　体細胞における遺伝子再構成とは，抗原受容体をコードするさまざまな遺伝子断片が一緒になって結合することにより一つの遺伝子を構成する過程をさす．この過程は，遺伝子断片の並列した *V*, *D*, *J* 遺伝子において，隣接する特異的な組換え配列に依存して起こる．並列した遺伝子断片は酵素によって切断され再結合し，介在するイントロンを除去する．この配列は 7 塩基の特定の配列，12 塩基あるいは 23 塩基の任意の配列，9 塩基の特定の配列から構成されている．12/23 ルールとよばれる規則は，12 塩基の挿入配列をもつ遺伝子が 23 塩基のいずれか一つと組換えを起こす規則性である．このことにより，重鎖の *VDJ* 遺伝子の再構成と軽鎖の *VJ* 遺伝子の再構成が確実に起こる．

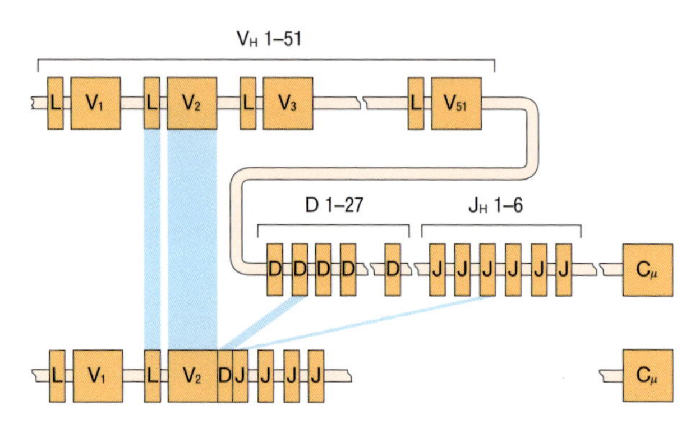

図 2・6　ヒト *IGH* 遺伝子座における *VDJ* 遺伝子の再構成

接合部の多様性 junctional diversity　同じ遺伝子断片を用いた B 細胞であっても，抗体遺伝子再構成時の接合部（*VJ*，*VD*，*DJ* の接合部）の塩基配列には多様性が認められる（図 2・7）．フレームシフトが異なるコドンを生み出す例として，図 2・7 の抗体遺伝子 S107 を参照．

N 領域の多様性 N-region diversity　N 領域の多様性は，遺伝子断片の接合部に追加の塩基が挿入され，生殖細胞系列 DNA の配列にはない塩基が挿入されることにより形成される（図 2・7 の抗体遺伝子 M167 を参照）．読み枠は，機能をもった抗体がつくられるように修復される必要がある．

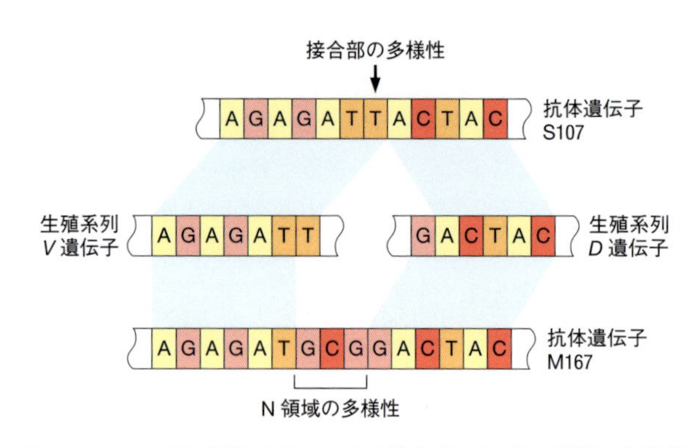

図 2・7　*VD* 遺伝子接合部における接合部および N 領域の多様性

RAG-1, RAG-2 recombination-activating gene　RAG-1, RAG-2 はT細胞におけるT細胞受容体遺伝子, B細胞の抗体遺伝子の組換えに関与している. これらの酵素は, 組換えシグナル配列を認識し, 二本鎖DNA切断を起こすことにより組換えを惹起するように働く.

ターミナルヌクレオチドトランスフェラーゼ terminal deoxynucleotidyl transferase, Tdt　ターミナルヌクレオチドトランスフェラーゼは, 組換えの際に露出したDNAの末端にヌクレオチドを付加する酵素である. この酵素の作用によって付加されたヌクレオチドは, *VDJ* 遺伝子断片の間に挿入される.

体細胞高頻度突然変異 somatic hypermutation　B細胞の生存期間中に, 抗体のアミノ酸残基をコードするDNA上に塩基置換が起こる過程が体細胞高頻度突然変異である. 組換えられた *VJ* および *VDJ* 遺伝子に集中して高頻度の変異が起こる. この変異の導入は胚中心細胞において活性化され, クラススイッチと関連している. すなわち, 生殖細胞系列の配列をもつIgMに比べると, IgGははるかに多くの変異が導入されている.

抗体産生 antibody synthesis　遺伝子再構成を起こした *VDJ* 遺伝子 (重鎖), *VJ* 遺伝子 (軽鎖) およびCドメインをコードする遺伝子は, イントロンを含んだままのmRNA前駆体として転写される. 次にこの前駆体はスプライシングを受けてイントロンが除去されるが, このスプライシングには, エキソンの前後にあるドナーとアクセプター間の認識配列が関与している. スプライシングを受けたmRNAは遊離され, 小胞体 (ER) 膜を通り抜けて翻訳される. 個々のmRNAはリーダー配列 (シグナル配列ともいう) をもっており, それによって小胞体に配向する. 膜型IgMの μ 鎖を例に, この過程を図2・8に示す. 小胞体内で重鎖と軽鎖が会合して糖鎖修飾を受けた完全な形の抗体が, ゴルジ体に蓄積される. 分泌型の抗体はエキソサイトーシスによって分泌される一方, 膜型の抗体はシグナル伝達分子であるCD79と相互作用して細胞表面へと輸送される.

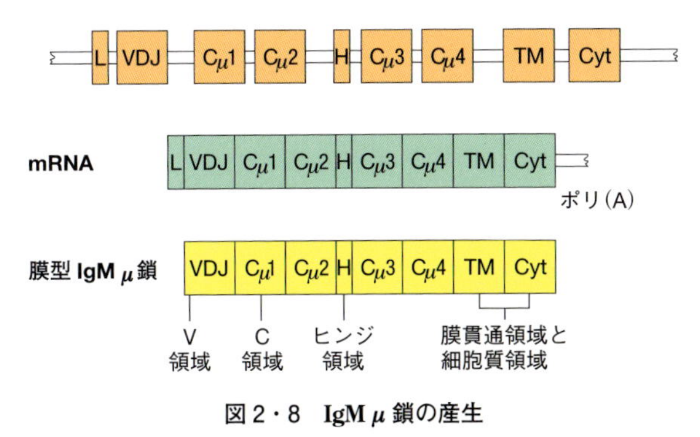

図2・8　**IgM μ 鎖の産生**

C 遺伝子 C gene　重鎖の定常領域をコードする C 遺伝子群は再構成をした VDJ 遺伝子の下流（3′側）に存在している．C ドメインをコードする遺伝子は一連のエキソンからなり，ヒンジ領域をコードするエキソン（IgA を除く）や膜貫通ドメインおよび細胞質領域をコードするエキソンに分かれている．重鎖の初期の mRNA 前駆体は，成熟して膜型抗体あるいは分泌型抗体のいずれかを産生するように加工される．膜型抗体を産生するためには，膜貫通領域をコードするエキソンが C 末端の最後になるようにスプライシングされる．もしこのスプライシングが起こらない場合には，終止コドンがそのまま保持されて，分泌型抗体の mRNA がつくられる．ポリ A 付加の場所がどのように一次転写産物をスプライシングするかを決めている．B 細胞が未成熟の段階では，μ 遺伝子が VDJ 遺伝子とつながるが，この μ 遺伝子はクラススイッチとよばれる過程で他のクラスの C 遺伝子と置換される．

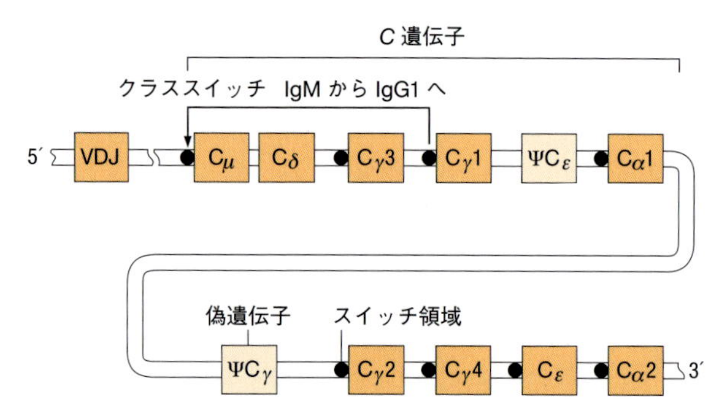

図 2・9　ヒト IGH C 遺伝子座におけるクラススイッチ

クラススイッチ class switching　クラススイッチとは，抗体の特異性を変えることなく，抗体のクラスを変換することのできる過程である．重鎖定常領域をコードする遺伝子は，C_δ 以外は，すべてスイッチングを行うための配列を上流側にもっている（図 2・9）．クラススイッチは介在する C 遺伝子を切り落とし，C_μ 遺伝子によって占められていた位置に新しい C 遺伝子をつなぐことにより行われる．この過程は図 2・9 で示されており，IgM から IgG1 にクラススイッチする過程を図示している．また DNA 上ではなく，きわめて長い一次転写産物（未成熟型 mRNA）をつくることによってクラススイッチをすることも可能であり，その場合，新しい C 遺伝子が VDJ 遺伝子とつながるようにスプライシングされる．実際には，この過程は IgD が産生される際に使われている（IgD はクラススイッチのための配列をもたない）．このクラススイッチの過程は T 細胞によって支配されており，T 細胞からどのサイトカインが分泌されるかによって調節されている．ヒトでは，IL-4 が IgG4 や IgE にスイッチするのを促進しており，IL-5 が作用すると IgA へクラススイッチされる．

抗体のバイオテクノロジー

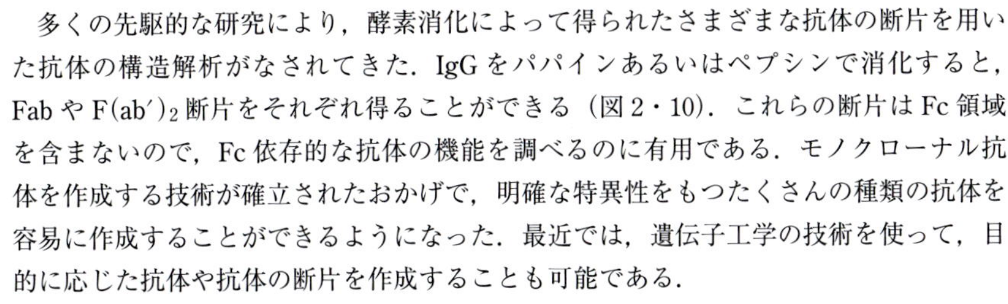

多くの先駆的な研究により，酵素消化によって得られたさまざまな抗体の断片を用いた抗体の構造解析がなされてきた．IgG をパパインあるいはペプシンで消化すると，Fab や F(ab′)$_2$ 断片をそれぞれ得ることができる（図 2・10）．これらの断片は Fc 領域を含まないので，Fc 依存的な抗体の機能を調べるのに有用である．モノクローナル抗体を作成する技術が確立されたおかげで，明確な特異性をもつたくさんの種類の抗体を容易に作成することができるようになった．最近では，遺伝子工学の技術を使って，目的に応じた抗体や抗体の断片を作成することも可能である．

ポリクローナル抗体 polyclonal antibody　モノクローナル抗体 monoclonal antibody

動物に抗原を免疫すると，多数の異なる B 細胞クローンにおいて抗体産生が誘導される．産生されてくる多数の抗体は，認識するエピトープも異なれば，抗原に対する親和性もさまざまである．それゆえ，これらの抗体のことを，ポリクローナル抗体という．一方，B 細胞の一つのクローンによって産生される抗体（モノクローナル抗体）は，すべて同一の特異性と親和性をもっている．ただし，ポリクローナル抗体と比較して，モノクローナル抗体が必ずしも強い親和性をもっているわけではなく，実験系や使用目的によって有効である場合もあれば，そうでない場合もある．

ファージ提示抗体 phage display antibody　ファージ提示抗体とは，抗体断片を作成するための手法である．抗体の V_H ドメインと V_L ドメインをコードする mRNA の混合物をスペーサー配列によってつなげて，Fv フラグメントを発現させるための組換え遺伝子を作成する．この遺伝子をファージのベクターに挿入し，Fv フラグメントをファージの表面に発現させる．これらのファージライブラリーから抗原に対する特異性をもつファージを選別し，大腸菌に感染させて目的とする Fv フラグメントを取得する．

ヒト化抗体 humanized antibody　長期間の抗体療法を患者に対して行う場合，抗原性のないヒト化抗体が必要である．必要とする抗体のうち，抗原を認識する超可変領域をコードする遺伝子を，ヒト重鎖と軽鎖の V ドメインであるフレームワーク領域をコードする遺伝子につなげて作成する．

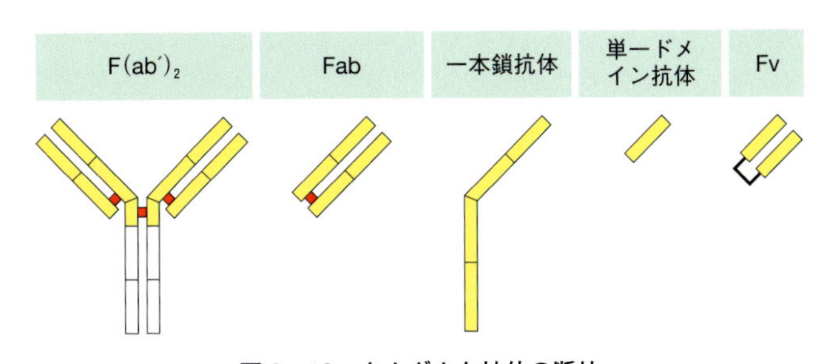

図 2・10　さまざまな抗体の断片

抗　原

免疫原 immunogen 抗原とは免疫系によって認識される分子すべてをさすが，免疫原という用語は，抗原性を保持し，特に病原性微生物に対する生体防御という視点から強い免疫応答を惹起する抗原と定義される．

ハプテン hapten **キャリアー carrier** 免疫応答を調べる際に，人工的な抗原がしばしば用いられてきた．特に低分子の抗原（ハプテン）を大きな分子（キャリアー）に共有結合させて抗原として用いた．ハプテンは抗体と結合することができるが，それ自身では抗体産生を誘導することはできない．ハプテンはB細胞によって認識されるが，ハプテンはキャリアーの一部としてT細胞に抗原提示される．

T細胞依存性抗原 T-dependent antigen T細胞依存性抗原が抗体産生をひき起こすためには，T細胞とB細胞の両方に認識される必要がある．タンパク質由来の抗原の大部分は，T細胞依存性抗原である．この抗原は，親和性の上昇を伴ったIgGやIgAへのクラススイッチを誘導する．

T細胞非依存性抗原 T-independent antigen T細胞非依存性抗原はT細胞の助けを借りることなくB細胞を刺激して抗体産生を誘導することができる．分子量の大きなポリマー様の分子で，エピトープを繰返しもつもの，B細胞上の抗原受容体を架橋することのできるもの，ゆっくり分解し消失するものがこの抗原に相当する（表2・2）．

I型, II型T細胞非依存性抗原 type I, type II T-independent antigen I型，II型T細胞非依存性抗原は，どのB細胞亜集団を活性化できるかによって区別される．I型抗原とは，マウスの$Lyb5^+$および$Lyb5^-$細胞の両方を活性化することのできる抗原のことであり，一方，II型抗原とは$Lyb5^+$細胞のみを活性化する抗原である．

表2・2　おもなT細胞非依存性抗原の性質

抗　原	ポリマー	B細胞マイトジェン	分解抵抗性	I型またはII型
リポ多糖(LPS)	＋	＋＋＋	＋	I型
結核菌由来タンパク質誘導体(PPD)	−	＋＋＋	＋	I型
デキストラン(多糖)	＋＋	−	＋＋	II型
レバン(多糖)	＋＋	−	＋＋	II型
フィコール	＋＋＋	−	＋＋＋	II型
多量体化フラジェリン	＋＋	＋	＋	II型
ポリ(I)：ポリ(C)	＋＋	＋＋	＋	II型
ポリアミノ酸(アミノ酸重合体)	＋＋＋	−	＋＋＋	II型

抗原抗体相互作用

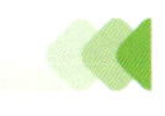

エピトープ epitope　**パラトープ** paratope　エピトープ，パラトープとは，抗体を含む抗原受容体と抗原との相互作用を記述する際に用いられる名称である．エピトープは抗体によって認識される抗原上の部位のことをさす．一方パラトープとは，V領域(可変領域)の超可変領域を構成するループによって構成され，エピトープに結合する抗体の部位をさす．

接触残基 contact residue　接触残基とは，抗原抗体の結合に直接寄与するエピトープおよびパラトープ上のアミノ酸残基のことである．

連続エピトープ continuous epitope　**非連続エピトープ** discontinuous epitope　抗原抗体相互作用の分子レベルの解析において，ペプチド上の一本鎖の直線的なアミノ酸配列がエピトープとなっている場合があり，これを連続エピトープという．しかし多くの場合，エピトープはペプチドのフォールディングによってつくられたいくつかの異なるペプチド上の部位に接触残基をもつことが多く，これを非連続エピトープという．

抗原抗体結合 antigen-antibody bond　抗体は抗原と特異的に結合するが，この結合はさまざまな非共有結合，すなわちファンデルワールス力，イオン結合，水素結合，疎水結合によって形成されている．抗体とタンパク性抗原との複合体のX線結晶構造解析の結果によると，両者の結合は結合部位を中心とする近傍の第三の超可変領域（VJ, VDJ）を含めた最大で1000 Å^2（平方オングストローム）の相補的な分子表面で相互作用している．接触残基は，軽鎖および重鎖の超可変領域に局在している．図2・11(上)では抗体Fabフラグメントとリゾチームの複合体を示しており，抗原のリゾチームを緑，軽鎖および重鎖をそれぞれ黄色と青で示す．図2・11(下)は，90°分子を回転させた図であり，それぞれ対応する接触残基どうしに番号を付した．

電荷の中和 charge neutralization　エピトープ上の電荷をもった接触残基が，パラトープ上にある逆の電荷をもった残基によって中和されている現象がしばしばみられ，これを電荷の中和という．この電荷の中和は，特に結合部位の中心において大きく寄与する．

誘導適合 induced fit　誘導適合とは，エピトープに結合する超可変領域のループにおいて，複数の残基が折り曲げられることをいい，これによって相互作用する分子との結合が最適化される．

抗体の親和性 antibody affinity　一つのエピトープとパラトープ間の結合の強さを抗体の親和性という．この親和性は非共有結合の結合エネルギーの総和から，分子間斥力と，結合のための構造変化（誘導適合）に必要なエネルギーを差し引いた値によって規定される．

抗体の結合価 antibody valency　抗体分子上の抗原に対する結合部位の数を，抗体の結合価という．IgG は 2 価であり，IgM は 10 価である．ただし，実際に結合にかかわる結合部位の数は，抗原の立体配置にも依存するので必ずしも同じではない．

抗体の結合力 antibody avidity　抗体の結合力とは，抗原と抗体全体の結合の強さであり，パラトープとエピトープ間の親和性と抗体の結合価の両方に依存する．複数箇所での結合が形成されると結合エネルギーははるかに増強されるので，結合力は親和性をはるかに凌ぐ．

交差反応 cross-reaction　抗血清は抗原に対して必ずしも特異的に結合しないことがしばしばある．共通のエピトープをもっていたり，分子の形状が抗原と類似の（交差性をもつ）抗原に結合する場合もある．

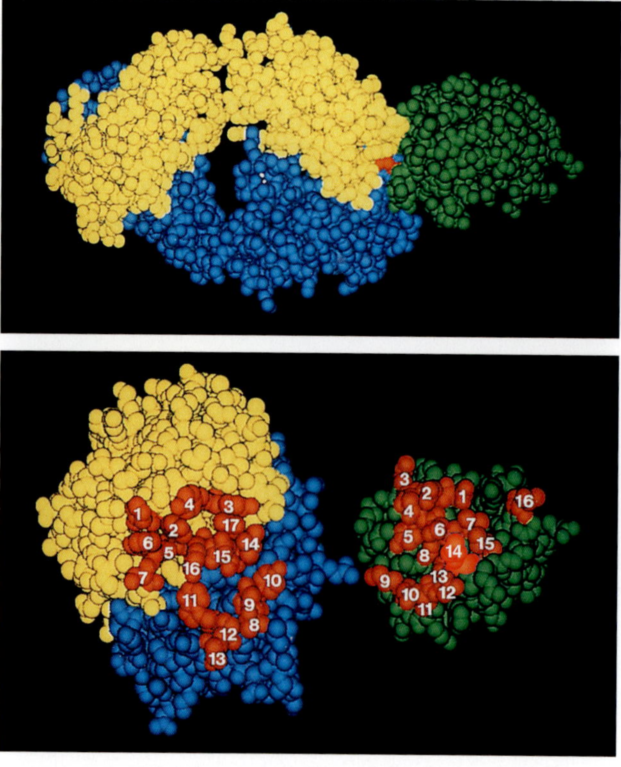

図 2・11　Fab-リゾチーム複合体　［画像の出典：R. J. Poljak の厚意による．R. J. Poljak, *Science*, 233:747(1986). Copyright 1986 by the AAAS.］

T細胞抗原受容体（TCR）

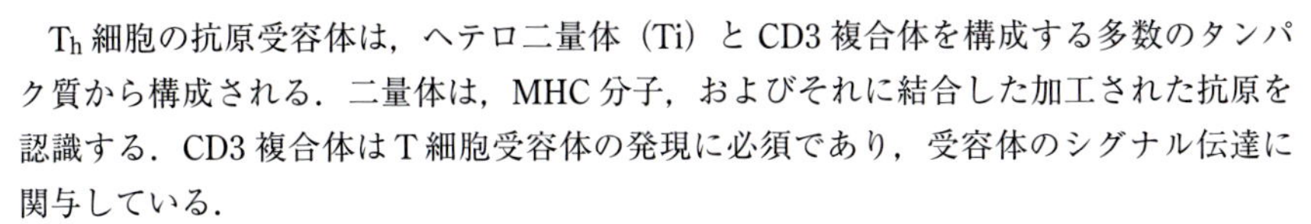

T_h 細胞の抗原受容体は，ヘテロ二量体（Ti）と CD3 複合体を構成する多数のタンパク質から構成される．二量体は，MHC 分子，およびそれに結合した加工された抗原を認識する．CD3 複合体は T 細胞受容体の発現に必須であり，受容体のシグナル伝達に関与している．

$\alpha\beta$ T 細胞受容体 TCR$\alpha\beta$ (TCR2)　**$\gamma\delta$ T 細胞受容体** TCR$\gamma\delta$ (TCR1)　T 細胞受容体の抗原を認識する部位は，*TCRA, B, G, D* の 4 箇所の異なる遺伝子座に分かれてコードされている．T 細胞は $\alpha\beta$ T 細胞受容体か $\gamma\delta$ T 細胞受容体のいずれかを発現する．胸腺細胞のほぼすべてと末梢の T 細胞は $\alpha\beta$ T 細胞受容体を発現している．

Ti　Ti は，抗原–MHC 分子を直接認識する分子（細胞ごとに配列が異なる）のことであり，遺伝子多型をもたない CD3 複合体と区別する際に用いられる名称である．$\alpha\beta$ サブユニットあるいは $\gamma\delta$ サブユニットの N 末端ドメインは膜結合型抗体の Fab と類似しており，抗原–MHC 分子を認識する可変領域と膜近傍側に定常領域をもっている．

CD3 複合体 CD3 complex　ヒトの CD3 複合体は四つのサブユニット（$\gamma, \delta, \varepsilon, \zeta$）から構成されており，いずれも膜貫通型のタンパク質である（図 2・12）．$\gamma, \delta, \varepsilon$ は，構造的に類似の 1 回膜貫通型の免疫グロブリンスーパーファミリーに属するタンパク質であり，一方 ζ はほかと構造の類似性はなく ζ–ζ 二量体を形成している．マウスでは第五のサブユニットである η がごくわずか存在しており，ζ に代わって η–ζ ヘテロ二量体を形成する．ζ–ζ 二量体は細胞内ドメインに ITAM モチーフをもっており，受容体が抗原–MHC 分子に結合するとこの部位がリン酸化され，そこにリン酸化酵素が結合して T 細胞の活性化をもたらす．

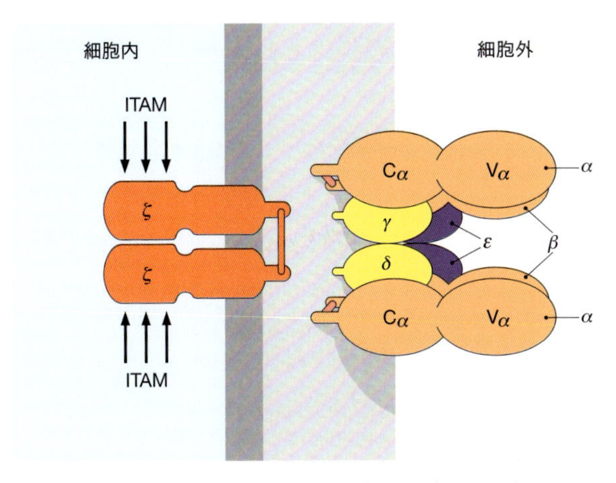

図 2・12　T 細胞受容体複合体（TCR$\alpha\beta$）のモデル

T 細胞受容体遺伝子

T 細胞受容体の抗原–MHC 分子と結合する部位をコードする遺伝子は，抗体の抗原結合部位をコードする遺伝子と類似している．複数の *V*, *D*, *J* 遺伝子断片から構成され，T 細胞の分化に伴って *VDJ* あるいは *VJ* 遺伝子へと再構成される（p.35 参照）．これらの再構成された遺伝子は，T 細胞受容体 N 末端の V 領域をコードしている．α および γ 遺伝子座は，*V* と *J* 遺伝子断片のみであり，β および δ 遺伝子座では *V*, *D*, *J* 遺伝子断片をもつ．再構成を受けた *V* 遺伝子の下流には，C ドメインをコードするエキソン，短いヒンジ様の領域（分子間ジスルフィド結合を含む）および膜貫通領域と細胞質ドメインをコードする遺伝子がつながっている．ヒト α および β 遺伝子座の構造は図 2・13 に示すとおりであり，マウスの α, β, δ 遺伝子座もこれと類似している．注意すべき点は，β 鎖の D, J, C 領域をコードする遺伝子が 2 組タンデムに並んでいる点である．δ 鎖の *D*, *J*, *C* 遺伝子が V_α と J_α 遺伝子の間に位置している以外は，α, β, δ 遺伝子座はそれぞれ別々の領域に存在している．遺伝子再構成の過程では，*V* と *J* の結合位置での多様性や *D* 遺伝子断片読み枠の 3 通りの可能性，さらには N 領域での多様性の付加，すなわち生殖細胞系列の遺伝子には存在しない複数のヌクレオチドの挿入が認められる．また可能性として，D_β および D_δ につながる再構成された組換え遺伝子は複数の *D* 領域遺伝子を含むこと（すなわち *VDDJ* など）もありうる．その一方で，抗体遺伝子とは異なり，T 細胞受容体の遺伝子は体細胞高頻度突然変異を起こさない．それにもかかわらず，つくり出される T 細胞受容体遺伝子の多様性の種類は，少なくとも抗体遺伝子の多様性を上回っている．CD3 複合体のサブユニットである $\gamma, \delta, \varepsilon$ 鎖の遺伝子は再構成を受けず，ヒトでは 11 番染色体上のそれぞれ近傍に存在している．T 細胞受容体の細胞表面への発現には，CD3 複合体すべてが必要であり，CD3 の膜貫通領域に存在する電荷をもつアミノ酸残基は，抗原との結合に直接かかわる $\alpha\beta$ 鎖二量体，あるいは $\gamma\delta$ 鎖二量体との相互作用に関与している．

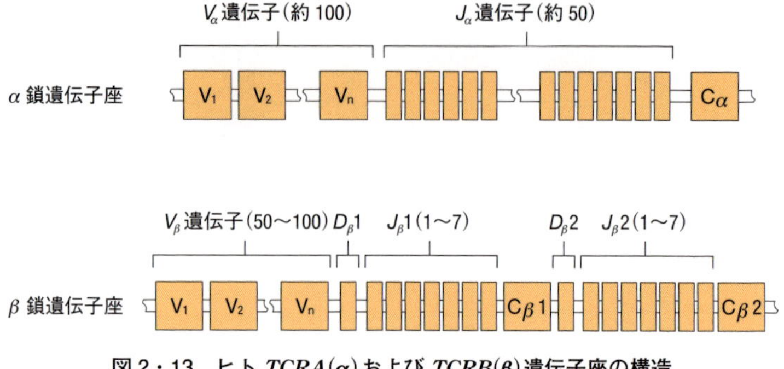

図 2・13　ヒト *TCRA*(α) および *TCRB*(β) 遺伝子座の構造

MHC 分 子

主要組織適合遺伝子複合体 major histocompatibility complex, *MHC*　主要組織適合遺伝子複合体（*MHC*）とは，T 細胞に抗原提示する分子であるクラスⅠおよびクラスⅡ MHC 分子などをコードする大きな遺伝子群である．この遺伝子複合体は，そもそも同種間で移植片拒絶反応にかかわる細胞表面の分子群をコードする遺伝子座として同定された．この *MHC* 領域にはほかにさまざまなタンパク質がコードされていて，補体の成分である C4，C2，FB，熱ショックタンパク質，サイトカインである TNF-α，TNF-β などの遺伝子が含まれている．

クラスⅠ MHC 分子 MHC class Ⅰ molecule　クラスⅠ MHC 分子は膜貫通タンパク質であり，すべての有核細胞，および血小板に発現している．この分子は古典的な移植抗原であり，*MHC* にコードされる膜貫通型サブユニットを一つもっている（図 2・14）．細胞外領域は三つのドメイン（α_1〜α_3）により構成される．膜に近い α_3 ドメインは β_2 ミクログロブリンと相互作用しているのに対し，N 末端側の二つのドメインは抗原結合ポケットを形成していていて，α_1 および α_2 ドメインの両方で構成した β プリーツシートの上に α ヘリックス構造をとる二つのループが位置している（図 2・15）．抗原結合ポケットの内側に面しているアミノ酸残基は，個々のクラスⅠMHC 分子やハプロタイプごとに異なっており，そのため異なる抗原ペプチドが結合する．α_3 ドメインは CD8 分子との結合に関与している．

β_2 ミクログロブリン β_2-microglobulin, β_2m　β_2 ミクログロブリンの遺伝子は，*MHC* 領域の外側に存在し，イムノグロブリン様ドメイン一つからなる分子である．クラスⅠMHC 分子を細胞表面へ輸送し抗原と結合するには，この β_2 ミクログロブリンが必須である．

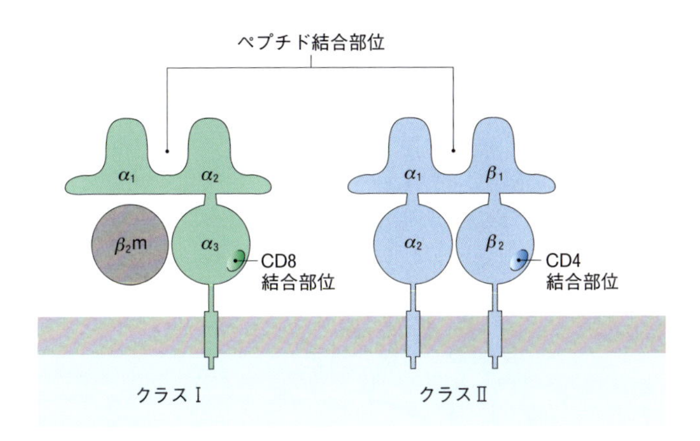

図 2・14　クラスⅠおよびクラスⅡ MHC 分子の構造

クラスⅠ様 MHC 分子 class I-like(Ib)MHC molecule（**非古典的 MHC 分子** non-classical MHC molecule）　クラスⅠ様(非古典的)MHC 分子の基本構造はクラスⅠ MHC 分子と同じであり，さまざまな機能を担っている．いくつかの分子の遺伝子は *MHC* 遺伝子複合体内に存在するが，多くはそれ以外の領域に存在している．

CD1　CD1 は四つあるクラスⅠ様 MHC 分子グループのうちの一つで，深い抗原結合ポケットをもち，糖脂質やリポタンパク質の抗原（マイコバクテリアのリポアラビノマンナンなど）のアシル基を捕まえて T 細胞に抗原提示する．

クラスⅡ MHC 分子 MHC class II molecule（**Ia 抗原** Ia antigen）　クラスⅡ MHC 分子は，B 細胞，マクロファージ，単球，抗原提示細胞，一部の T 細胞に発現している．この分子は非共有結合で会合した二つのサブユニット（α と β）で構成され，いずれのサブユニットも *MHC* 遺伝子内にコードされ，膜貫通ドメインと二つの細胞外ドメインをもっている．このクラスⅡ MHC 分子は，それぞれの N 末端である α_1 および β_1 ドメインでペプチド結合部位を形成し，クラスⅠ MHC 分子と類似の構造をしている．もう一つの β_2 ドメインでは CD4 と結合している．いくつかのクラスⅡ様遺伝子（DM）が *MHC* 領域に存在しているが，これらにコードされる分子は抗原ペプチドをクラスⅡ MHC 分子上に提示するのを促進する役割を担っている．

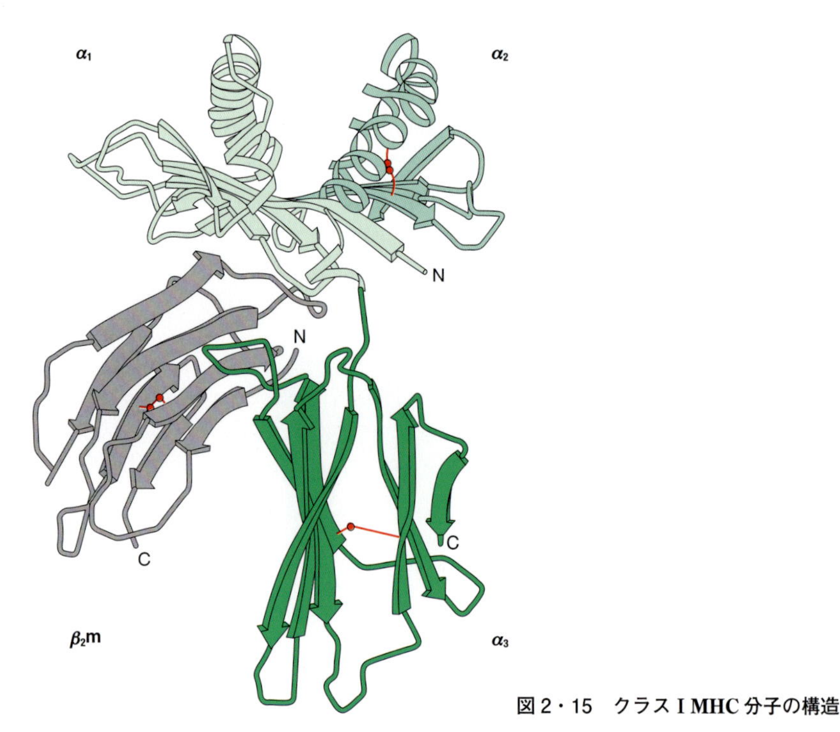

図 2・15　クラスⅠ MHC 分子の構造

MHC 遺伝子

主要組織適合遺伝子複合体は，あらゆる哺乳動物種において存在する．ヒトではこの遺伝子座を *HLA* といい，マウスでは *H-2*，ラットでは *RT-1* とよぶ．

ヒト白血球抗原 human leukocyte antigen, *HLA*　ヒト白血球抗原とはヒトの主要組織適合遺伝子複合体のことである．MHC 分子はもともと白血球の細胞表面上の抗原として同定され，MHC 分子の遺伝的な多型が血清学的に見いだされた．今日では，これらの多型は遺伝子型によって判定される．HLA 複合体は 220 種類以上の異なる遺伝子が含まれていることが知られており，そのうち 21 種類が免疫の機能に関与している（図 2・16）．クラスⅠ，クラスⅡ遺伝子は高度な遺伝的多型を示し，クラスⅠ遺伝子の配列の異なるものが 6000 以上，クラスⅡ遺伝子では 1500 以上のバリアントが知られている．個々のハプロタイプ間では，さらにコピー数に関しても違いが見いだされている．この遺伝子複合体は第 6 番染色体上にあり，3 種類の主要なクラスⅠ遺伝子座と三つのクラスⅡ遺伝子座をもつ．

***HLA-A*, *HLA-B*, *HLA-C* 遺伝子座 *HLA-A*, *-B*, *-C* loci**　*HLA-A*, *HLA-B*, *HLA-C* 遺伝子座には古典的クラスⅠMHC 分子の α 鎖がコードされており，あらゆる有核細胞に発現しており，$CD8^+$ 細胞傷害性 T 細胞に対して抗原提示をする．

HLA-E　HLA-E はクラスⅠMHC 分子と類似の構造をもつ分子であり，古典的クラスⅠMHC 分子のシグナルペプチド（リーダーペプチド）を捕まえて NK 細胞へ抗原提示をする．このペプチドを結合した HLA-E は，CD94/NKG2 で構成される NK 細胞受容体によって認識される．*HLA-E* 遺伝子は多型を示すが，種類はそれほど多くはない．

HLA-G　HLA-G もクラスⅠMHC 分子と類似の構造をもつ分子であり，胎盤の合胞体栄養細胞に発現しており（この細胞には HLA-A，HLA-B，HLA-C 分子は発現していない），NK 細胞による胎児の同種移植片拒絶を阻止する役割を担っている．この分子は，膜型と可溶型の両方で発現される．

***HLA-DP*, *HLA-DQ*, *HLA-DR* 遺伝子座**　これらの遺伝子座には，抗原提示細胞

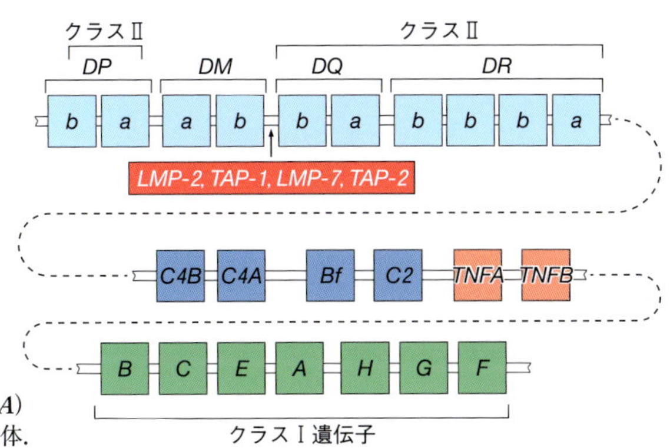

図 2・16　ヒト白血球抗原（*HLA*）
ヒト主要組織適合遺伝子複合体．

上のクラスⅡMHC分子がコードされていて，$CD4^+$ T細胞に対してペプチドを抗原提示する．当初はこれらの分子はHLA-D抗原として記述され，混合リンパ球培養法を用いてアロジェニックな刺激を惹起できるか否かによって区別されていた．のちに血清学的に区別するようになり，最近では遺伝子配列によって定義されるように変遷している．*DP*および*DQ*遺伝子座は，それぞれ一対のクラスⅡMHC分子α鎖およびβ鎖をコードしており，ほかは偽遺伝子である．*DR*遺伝子座には多型性をもたない一つのα鎖と1～4種類のβ鎖がコードされており，β鎖に関してはハプロタイプに依存して個々で異なる．一つの染色体上にコードされた複数のα鎖はほかにコードされた複数のβ鎖とそれぞれ結合できるので，クラスⅡMHC分子にさらに多くの構造多様性をもたらしている．

HLA-DM この遺伝子はクラスⅡMHC分子DMをコードしており，この分子はクラスⅡMHC分子上にペプチドを結合させるのにかかわっている．

LMP-2*，*LMP-7 この遺伝子はプロテアソームのサブユニットをコードしており，インターフェロンγによって発現が誘導され，プロテアソームの機能を改変している．

TAP-*1，*TAP-2 この遺伝子は細胞質の抗原ペプチドを小胞体内に輸送するトランスポーターをコードしている．

***HLA-*クラスⅢ遺伝子** *HLA-*クラスⅢ遺伝子は*MHC*内にコードされるクラスⅠ，クラスⅡ遺伝子以外の他の遺伝子すべてをひとくくりにした名称であり，補体成分の*C2*や*Fb*，*C4*の偽対立遺伝子である*C4F*や*C4S*（Chido/Rogers血液型抗原）などを含む．TNFや熱ショックタンパク質のいくつか（HSP7など），またいくつかの酵素（副腎皮質ステロイド21ヒドロキシラーゼCYP21など）もこの領域にコードされている．

H-2 *H-2*はマウスの主要組織適合遺伝子複合体であり，17番染色体上に存在する．六つの領域*K*, *M*, *A*, *E*, *S*, *D*が存在する．

H-2K*，*H-2D *H-2K*と*H-2D*はクラスⅠMHC分子をコードしている．*H-2K*遺伝子座には一つの遺伝子がコードされているのみである．一方，*H-2D*遺伝子座には多くの遺伝子が存在しており，マウスの系統によってその数が異なっている．

H-2A*，*H-2E これらの遺伝子はクラスⅡMHC分子のα鎖とβ鎖をコードしている．以前は二つを合わせて*H-2I*領域とよび，さらに*I-A*と*I-E*に分類されていた．

H-2S *H-2S*には補体のさまざまな成分をコードする遺伝子が含まれており，ヒトのクラスⅢ*MHC*遺伝子と相同の領域である．

H-2T*領域** *H-2T* region（Qa*および*Tla*領域** *Qa* and *Tla* loci） *H-2T*遺伝子領域は主要な*H-2*遺伝子複合体の下流に存在し，25種類以上のクラスⅠ様MHC分子をコードする遺伝子を含んでいる．造血系細胞の分化に関与する分子であったり，ほかに抗原提示にかかわる分子やNK細胞と相互作用する分子などがコードされている．またいくつかの遺伝子は，古典的クラスⅠMHC分子の遺伝子多様性をつくる遺伝子変換においてその雛形となる偽遺伝子かも知れない．また，これらの遺伝子のいくつかは，そもそも胸腺細胞で胸腺白血病抗原（*Tla*）として見いだされた遺伝子と同一である．

先天免疫における認識機構

病原体関連分子パターン pathogen-associated molecular pattern, PAMP　病原体関連分子パターンとは数多くの病原体上に見いだされる共通の分子モチーフのことである．たとえば，細菌のフラジェリンや二本鎖RNAなどである．これらの分子モチーフは，細菌感染を検知するために利用できる．

パターン認識受容体 pattern recognition receptor, PRR　パターン認識受容体とは，病原体関連分子パターンを認識する細胞表面上の受容体や可溶性分子の総称である．多くのパターン認識受容体はToll様受容体（Toll-like receptor, TLR）のように進化的に古く，さまざまな細胞に発現している．特に単核食細胞には，さまざまな種類のパターン認識受容体が発現している．

マンノース受容体 mannose receptor（CD206）　マンノース受容体はマクロファージ，単球，および樹状細胞の亜集団の一つに発現している．この受容体は8個のC型レクチンドメインをもち，マンノースやフコース残基を含む糖鎖を認識する．また，末端のC型レクチンドメインは，硫酸化された糖鎖に結合する（図2・17）．この受容体は多くの微生物の産生するペプチドグリカンを認識するだけでなく，ミエロペルオキシダーゼ，リソソーム中の加水分解酵素，糖タンパク質ホルモンなど，みずから産生するタンパク質にも結合することができる．

スカベンジャー受容体 scavenger receptor　スカベンジャー受容体は，マクロファージ，樹状細胞，ある種の内皮細胞上に存在する受容体であり，多様な構造をもつ一連の受容体である．SR-Aファミリーに属するSR-AⅠ(CD204)，SR-AⅡ，MARCOは，グラム陽性および陰性細菌の成分であるリポ多糖やリポテイコ酸に結合する(図2・17)．これらの受容体は，マクロファージが細菌を貪食したりアポトーシスした細胞を除去する働きを促進する．

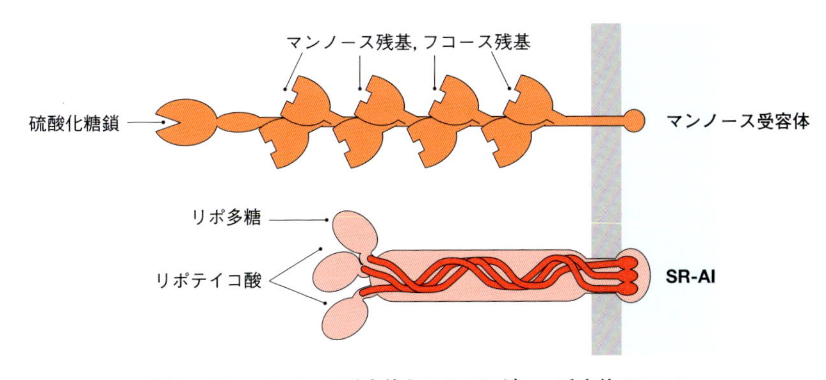

図2・17　マンノース受容体とスカベンジャー受容体SR-AⅠ

シグレック Siglec　シグレックは12種類のSiglec-1からSiglec-12からなるレクチンファミリーであり，シアル酸に結合する（名前はsialic acid-binding, Ig-like lectinに由来する）．Siglec-1（シアロアドヘシン，CD169）はリンパ組織のマクロファージに強く発現しており，他の組織に存在するマクロファージでは発現が低い．Siglec-1の機能としては，細胞外マトリックスや他の細胞表面分子（ロイコシアリン（CD43）やマンノース受容体など）に結合して細胞間接着を媒介していると考えられる．シアル酸は真核細胞の表面には存在するが多くの微生物には存在しないことから，シグレック分子がシアル酸を識別して，免疫の活性化を阻害する場合もある．B細胞に発現したSiglec-2（CD22）は，抗原受容体（BCR）と相互作用して食作用を促進する．マクロファージや骨髄系幹細胞に発現しているSiglec-3（CD33）も，このファミリーに属する．

デクチン dectin　デクチンとはマクロファージや樹状細胞に発現したC型レクチンドメインを一つもつ受容体である（図2・18）．デクチン1は真菌のβグルカンに結合し，その食作用を促進する．デクチン1を欠損したヒトは粘膜カンジダ症にかかりやすい．

DC-SIGN DC-specific ICAM-3 grabbing nonintegrin　DC-SIGN（樹状細胞特異的ICAM-3結合ノンインテグリン）とは，樹状細胞ならびに一部のマクロファージに発現しているマンノース結合性のC型レクチン受容体である（図2・18）．この受容体はToll様受容体と相互作用していて，抗原提示細胞とT細胞間のシグナル伝達を促進すると考えられている．

MINCLE macrophage-inducible C-type lectin　MINCLE（図2・18）は，病原真菌やネクローシスした細胞由来の成分を認識する．MINCLEは，ITAMをもつFc受容体のγ鎖と相互作用して活性化シグナルを伝達する．

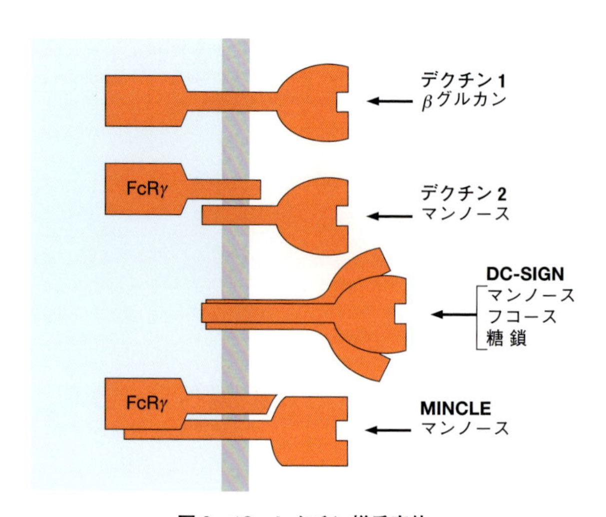

図2・18　レクチン様受容体

Toll 様受容体 Toll-like receptor, **TLR**　Toll 様受容体は微生物由来の多様な分子認識にかかわる受容体ファミリーである（表 2・3）．そもそもプロト型の Toll はショウジョウバエで見いだされていた分子であるが，その後，哺乳動物の特に単核食細胞上にさまざまな Toll 様受容体が発現していることが明らかになった．それぞれの受容体は，ある種の病原菌に共通して存在する特徴的な分子を認識している．Toll 様受容体の多くは細胞表面に存在するが，ウイルスの構成分子を認識する TLR3, 7, 8, 9 は，エンドソーム内に局在している．Toll 様受容体は，IL-1 受容体の細胞質ドメインと類似のドメインを細胞内にもっている．リガンドが結合すると Toll 様受容体が活性化され，炎症性サイトカインである TNF-α や IL-12 が分泌される．またリガンドの結合により，細胞の抗菌・傷害メカニズムが増強され，抗原提示能が高められる．Toll 様受容体からのシグナルは，INF-γ を介してマクロファージの活性化を促進する．

TLR2　TLR2 は TLR1 や TLR6 と相互作用してヘテロ二量体をつくり，さまざまな微生物由来の分子を認識する受容体を形成する．

TLR4　TLR4 は Toll 様受容体のなかで性質が最もよく調べられている受容体である．この受容体にはリポ多糖がリガンドとして結合するほか，数多くの宿主由来のタンパク質，たとえば損傷を受けたり細菌感染を起こした部位で放出される熱ショックタンパク質 60（HSP60）や炎症局所で産生されるフィブロネクチンバリアントなどにも結合する．

表 2・3　Toll 様受容体（TLR）の特性

受容体	リガンド	認識される病原体
TLR1	リポペプチド	グラム陰性細菌，マイコバクテリア
TLR1/2	トリアシルリポタンパク質	細 菌
TLR2	リポテイコ酸 リポアラビノマンナン ザイモザン GPI 修飾ペプチド	グラム陽性細菌 マイコバクテリア 真 菌 *Trypanosoma cruzi*
TLR2/6	ジアシルリポタンパク質	細 菌
TLR3	二本鎖 RNA	ウイルス
TLR4	リポ多糖	グラム陰性細菌
TLR5	フラジェリン	細 菌
TLR6	ジアシルリポペプチド	マイコバクテリア
TLR7	一本鎖 RNA	ウイルス
TLR8	一本鎖 RNA	ウイルス
TLR9	非メチル化 CpG	細 菌

CD14 **リポ多糖結合タンパク質 LPS-binding protein** リポ多糖（LPS）がTLR4に結合するためには二つのタンパク質の助けが必要であり（図2・19），一つはマクロファージ細胞表面上にありLPSの共受容体として働くCD14，もう一つは血清中のタンパク質でLPSを捕まえてCD14に渡すLPS結合タンパク質である．

ペントラキシン pentraxin ペントラキシンは可溶性でホモ五量体を形成する一連の分子であり，カルシウム存在下で糖と結合することが知られている．このグループには，C反応性タンパク質（CRP），血清中のアミロイドP成分（SAP），ペントラキシン3が含まれる．CRPもSAPも一過的に産生されて，その後に肝臓で分解を受ける．

C反応性タンパク質 C-reactive protein C反応性タンパク質は炎症反応の際に急激に血中濃度が上昇する急性期タンパク質であり，炎症のバイオマーカーとして用いられている．このタンパク質は肺炎レンサ球菌のホスホコリンと結合しオプソニン化し，直接マクロファージによる食作用を活性化したり，補体の活性化を介してマクロファージによる貪食を促進する．

血清アミロイドP成分 serum amyloid-P (SAP) 血清アミロイドP成分は，破壊した組織由来のアミロイド繊維を含むさまざまな物質を認識する．

フィコリン ficolin フィコリンは3種類の可溶型レクチンの総称である．フィコリン1（FCN1）は単核食細胞から分泌され，グラム陽性細菌の細胞壁の成分を認識し補体のレクチン経路を活性化し，オプソニン化する．フィコリン2（FCN2）は細菌細胞壁の成分とアポトーシスした細胞由来の成分を認識する．

コレクチン collectin 補体成分の一つであるマンノース結合性レクチンおよびコングルチニンを総称してコレクチンとよぶ．これらは可溶性のパターン認識受容体であり，補体を活性化することができる．

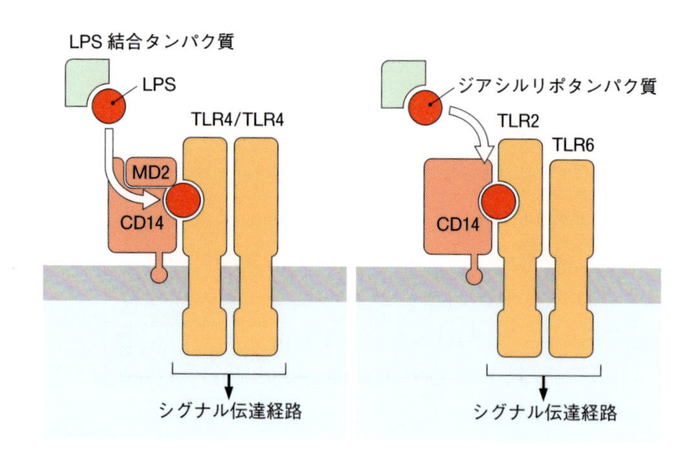

図2・19 LPSによるマクロファージの活性化

免疫応答

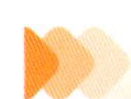

適応免疫と先天免疫

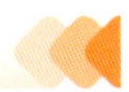

免疫応答はさまざまな細胞や可溶性の因子によってひき起こされる．これらの細胞や因子は，適応免疫（獲得免疫）および先天免疫（自然免疫）に幅広く分類される（図3・1）．

適応免疫 adaptive immunity（**獲得免疫** acquired immunity）　適応免疫は，免疫を惹起する物質や病原体に特異的な反応であり，繰返し感作するものに対して応答が増強される点で特徴づけられる（図3・2）．それゆえ，適応免疫の特徴は特異性と記憶をもつことである．

先天免疫 innate immunity（**自然免疫** natural immunity）　先天免疫はさまざまな免疫エフェクター機構に依存しているが，感染した病原菌に特異的でもなければ，同じ病原体による繰返し感染に対して応答が増強されるわけでもない．実際は，適応免疫と先天免疫の二つの免疫応答にはかなりの重複がある．たとえば適応免疫を担う抗体は，食細胞や補体といった先天免疫にかかわる細胞や分子に直接作用して活性化する．なお，貪食受容体などの先天免疫にかかわる受容体はp.49〜52に記載する．ほかの獲得免疫に関与する分子については，以下に述べる．

補体系 complement system　補体系は一連の血清タンパク質から構成されており，炎症の制御や，免疫複合体の除去，抗体・コレクチン・フィコリン・ペントラキシンファミリー分子が結合した病原体や細胞の破壊に関与している．

	先天免疫応答	適応免疫応答
	繰返し感染によって抵抗性が高まることはない	繰返し感染によって抵抗性が高まる
可溶性因子	リゾチーム，補体，急性期タンパク質（C反応性タンパク質など），インターフェロン	抗 体
細　胞	食細胞 ナチュラルキラー細胞	Tリンパ球

図3・1　先天免疫と適応免疫にかかわる細胞や分子

急性期タンパク質 acute-phase protein　急性期タンパク質とは感染の開始と同時に急激に増加する血清タンパク質であり，C 反応性タンパク質，血清アミロイド P 成分，血清アミロイド A，マンノース結合レクチン（MBL）などが存在する．

インターフェロン interferon, IFN　インターフェロンはウイルス感染の拡大を阻止する一連のタンパク質である．三つの種類があり，白血球や線維芽細胞が産生するインターフェロン α と β (IFN-α, IFN-β)，活性化した T 細胞や NK 細胞が産生するインターフェロン γ（IFN-γ）が存在する．活性化された細胞やウイルス感染細胞で産生・分泌されたインターフェロンは，近傍の細胞上にある受容体に結合し，抗ウイルスタンパク質の産生を誘導する．IFN-α と IFN-β はⅠ型インターフェロン受容体に結合し，IFN-γ はⅡ型インターフェロン受容体に作用する．IFN-γ は，ほかに多くの免疫調節機能を担っている（p.69 参照）．

抗ウイルスタンパク質 antiviral protein　抗ウイルスタンパク質はインターフェロンによって発現誘導され，ウイルスの複製を阻害するタンパク質である．多くは不活性型であり，ウイルスが産生する二本鎖 RNA などを認識し，細胞内で活性化される．活性型となった抗ウイルスタンパク質は，タンパク質の翻訳開始を阻害したり mRNA の分解を導き，ウイルスタンパク質の合成を抑制する．

細胞性免疫 cell-mediated immunity　**体液性免疫 humoral immunity**　細胞性免疫と体液性免疫は古くに使われていた名称であり，異なる切り口から免疫系を分類した言い方である．抗体，補体，他の可溶性分子は体液性免疫にかかわるエフェクター分子であるのに対して，細胞性免疫では T 細胞，NK 細胞，食細胞がエフェクター細胞となる．今日では，遊離の抗原を認識するシステムか，細胞を介して抗原を認識する系かによって免疫系を理解したほうが，はるかに有用であると考えられている．たとえば，細胞傷害性 T 細胞は細胞表面に提示した細胞内由来の抗原を認識する一方，抗体は細胞外にある遊離の抗原を識別するのに役立っている．

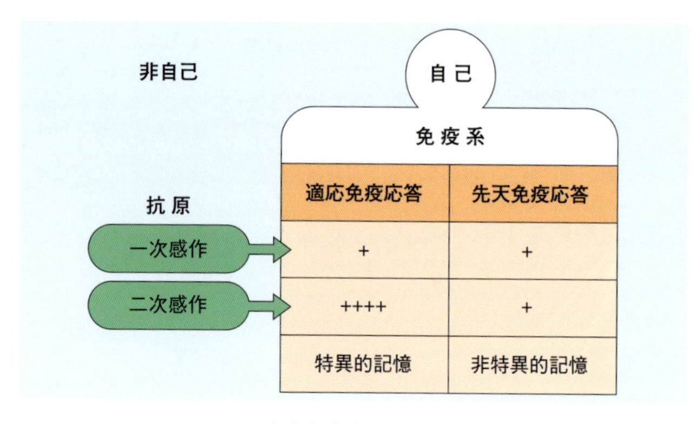

図 3・2　適応免疫応答と先天免疫応答

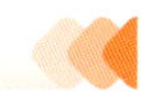

抗体産生応答

抗原を免疫すると抗体産生応答が起こるが，この過程は四つのステップに区別することができる．一つ目は抗体の検出されない誘導期，次に抗体価が対数的に上昇する時期，さらにプラトーに達する時期，最後に抗体が減少し代謝され免疫複合体がクリアランスされる時期である．

一次抗体応答 primary antibody response　**二次抗体応答** secondary antibody response　2度目に抗原に出会ったあとの抗体産生応答は，初めて抗原に感作された際の抗体産生応答とは質が異なる（図3・3）．抗体産生における二次抗体応答に比べて，一次抗体応答では長い誘導期があり，抗体価が低い状態でプラトーに達する．また，抗体の減少も素早く起こる．また，一次抗体応答ではIgMが主要なクラスであり，IgG産生に先だって起こる．一方，二次抗体応答ではIgGが主要なクラスを占める．このような分化の際に，B細胞はIgMを産生するB細胞から他のクラスの抗体を産生する細胞へとクラススイッチし，これがまさに二次抗体応答にみられる抗体のアイソタイプの違いになっている．一次抗体応答と二次抗体応答の違いはT細胞依存性抗原を用いた際に最も顕著であるが，抗原がどのような経路で進入しT細胞やB細胞に抗原が提示されるかによって，抗体産生の応答の仕方や産生される抗体のクラスに影響する．

親和性成熟 affinity maturation　親和性成熟とは抗原刺激によって誘導される抗体の平均的な親和性が，二次抗体応答において強くなっているという現象をいう（図3・4）．この効果はIgGやIgAに限定されており，特に二次抗体応答を惹起する際の抗原の濃度が低いときに顕著である．その理由は，抗原量が少ない場合，抗原は高親和性の抗原受容体をもつB細胞クローンにのみに選択的に結合し活性化するが，低親和性のクローンを活性化するには抗原の濃度が不十分であるからである．

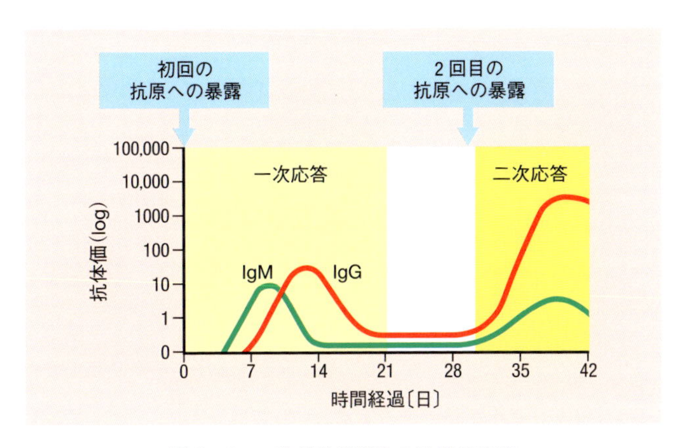

図3・3　一次抗体応答と二次抗体応答

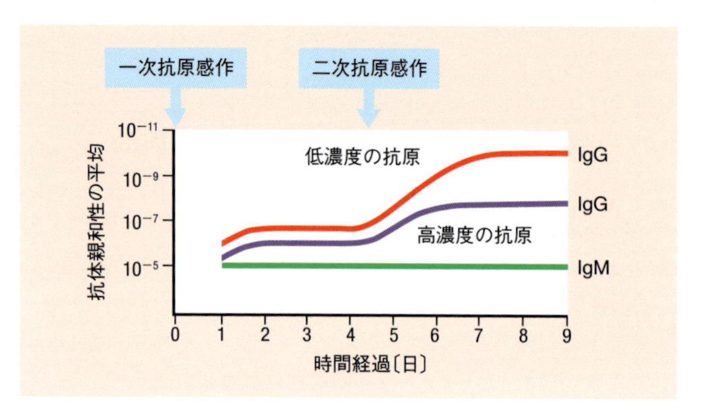

図3・4 親和性成熟

親和性成熟の細胞学的基盤はB細胞クローンの親和性の変化であり，これは抗体遺伝子の体細胞高頻度突然変異によってひき起こされる．親和性成熟は胚中心で起こり，B細胞はそこで沪胞樹状細胞上の抗原を他のB細胞と取り合うことになる．この過程において抗体のクラススイッチも同時に起こるが，親和性成熟がこれに依存するわけではない．T細胞非依存性抗原に対する応答においては親和性成熟が起こらず，また多くはIgM抗体である．それゆえ，高親和性のB細胞の生存と分化はT細胞依存的である．

能動免疫 active immunization **ワクチン接種** vaccination　能動免疫（ワクチン接種）とは病原菌に対して予防的な免疫を積極的に誘導する際に用いられる用語である．これは，二次免疫応答においてより大きな効果が得られることが期待されるからである．ワクチンには弱毒化した生菌，死菌，病原体由来の抗原，また修飾した抗原などが用いられる．死菌や個々の抗原と比較すると，生菌はより大きなワクチン効果が得られることが多いが，症状が病原体の産生する毒素（ジフテリア菌など）によってひき起こされるような場合は例外である．毒素としての抗原性は保持しているが毒性は失った修飾型毒素やトキソイド（類毒素）はワクチンとして好ましい．遺伝子工学を用いてより新しいワクチンも開発されている．たとえば，病原性ウイルス（たとえば肝炎ウイルスなど）の抗原をコードする遺伝子を非病原性ウイルス（ワクシニアウイルス）に組込んでワクチンに用いることも可能である．T細胞を刺激できる抗原断片をキャリアーとなるウイルスに発現させることも可能である．抗原性が低いもの（細菌の多糖など）の場合は，抗原性の高いキャリアーに共有結合させて用いると，しばしば抗体産生を誘導することができる．このような抗原の調製の仕方は，結合型ワクチンとよばれる．

受動免疫 passive immunization　受動免疫とは，ある毒素に対して防御免疫を獲得するために，他の個体で産生された抗体を投与することである．能動免疫応答がきわめて遅い場合（ヘビ毒や破傷風毒素に対する抗体産生など）に用いられている．

細胞間相互作用

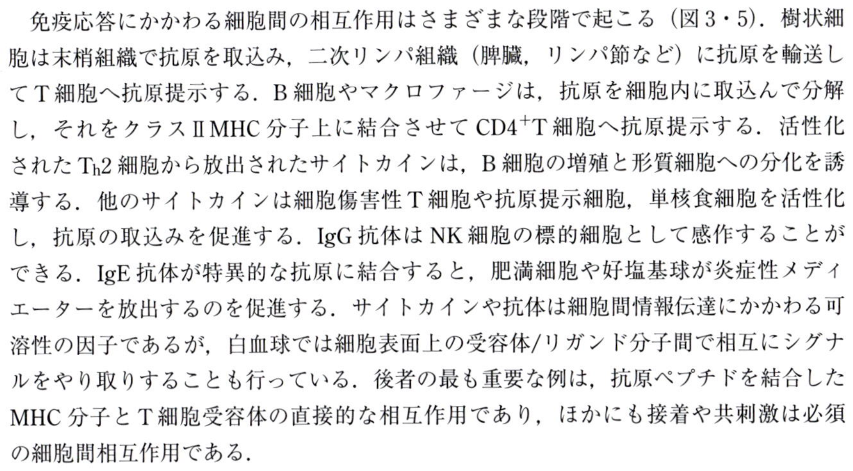

免疫応答にかかわる細胞間の相互作用はさまざまな段階で起こる（図3・5）．樹状細胞は末梢組織で抗原を取込み，二次リンパ組織（脾臓，リンパ節など）に抗原を輸送してT細胞へ抗原提示する．B細胞やマクロファージは，抗原を細胞内に取込んで分解し，それをクラスⅡMHC分子上に結合させてCD4$^+$T細胞へ抗原提示する．活性化されたT_h2細胞から放出されたサイトカインは，B細胞の増殖と形質細胞への分化を誘導する．他のサイトカインは細胞傷害性T細胞や抗原提示細胞，単核食細胞を活性化し，抗原の取込みを促進する．IgG抗体はNK細胞の標的細胞として感作することができる．IgE抗体が特異的な抗原に結合すると，肥満細胞や好塩基球が炎症性メディエーターを放出するのを促進する．サイトカインや抗体は細胞間情報伝達にかかわる可溶性の因子であるが，白血球では細胞表面上の受容体/リガンド分子間で相互にシグナルをやり取りすることも行っている．後者の最も重要な例は，抗原ペプチドを結合したMHC分子とT細胞受容体の直接的な相互作用であり，ほかにも接着や共刺激は必須の細胞間相互作用である．

抗原提示 antigen presentation　抗原提示とはリンパ球が抗原を認識できるように加工し提示する過程をいう．CD4$^+$T細胞に認識させるためにはクラスⅡMHC分子上に抗原を提示する必要があり，CD8$^+$T細胞はクラスⅠMHC分子上の抗原を認識する．抗原は，MHC分子に結合する前にペプチド断片に分解される必要がある．抗原が加工されてどの種類のMHC分子に結合するかによって，どの種類のT細胞が抗原を認識するのかが異なってくるし，抗原が免疫原性をもつか寛容を導くのかにも影響する．また，それによって免疫応答の種類も異なってくる．

接 着 adhesion　接着は白血球と他の細胞の相互作用に必須の現象である．接着は，リンパ組織における細胞の局在や組織への遊走を制御し，抗原提示や多くの免疫エフェクター機能に必須である．

共刺激 co-stimulation　免疫応答の多くは，抗原によって惹起されたB細胞あるいはT細胞によって開始される．しかし細胞の活性化にはほかのシグナルも必要であり，共刺激分子（B細胞の場合はCD40，T細胞の場合はCD28）あるいはサイトカインを介して伝えられる．これは二重シグナル仮説（two-signal hypothesis）とよばれ，抗原が最初のシグナルを伝え，ほかの共刺激が第2のシグナルを伝える．最初のシグナルのみを受取った細胞は，特異的な抗原に対してアネルギー（寛容）になる．

サイトカイン cytokine　サイトカインはシグナル分子であり，免疫系の細胞どうしのシグナル伝達に広く関与している．インターロイキン（IL-1からIL-35），インターフェロン（IFN），腫瘍壊死因子（tumor necrosis factor，TNF），トランスフォーミング増殖因子（transforming growth factor，TGF），コロニー刺激因子（colony-stimulating factor，CSF）が，サイトカインの代表例である．リンホカインは，もともとリンパ球で産生されるサイトカインに対して用いられた総称である．

T細胞ヘルプ T-cell help　T細胞依存性抗原に対する抗体産生に必要なT_h2細胞とB細胞間の相互作用，細胞応答におけるT_h1細胞とT_h17細胞間およびT_h1と食細胞間の相互作用をT細胞ヘルプという．いずれの場合も，抗原提示細胞が処理した抗原をT細胞に抗原提示するとともに共刺激シグナルを受取り，その後，特異的なサイトカインによって引き金が引かれる．たとえば，B細胞は特異的な抗原を取込みその抗原をT細胞へ提示するが，その際にT細胞はB細胞へCD40を介して共刺激を与える一方，IL-4，IL-2，IL-13によって活性化される．

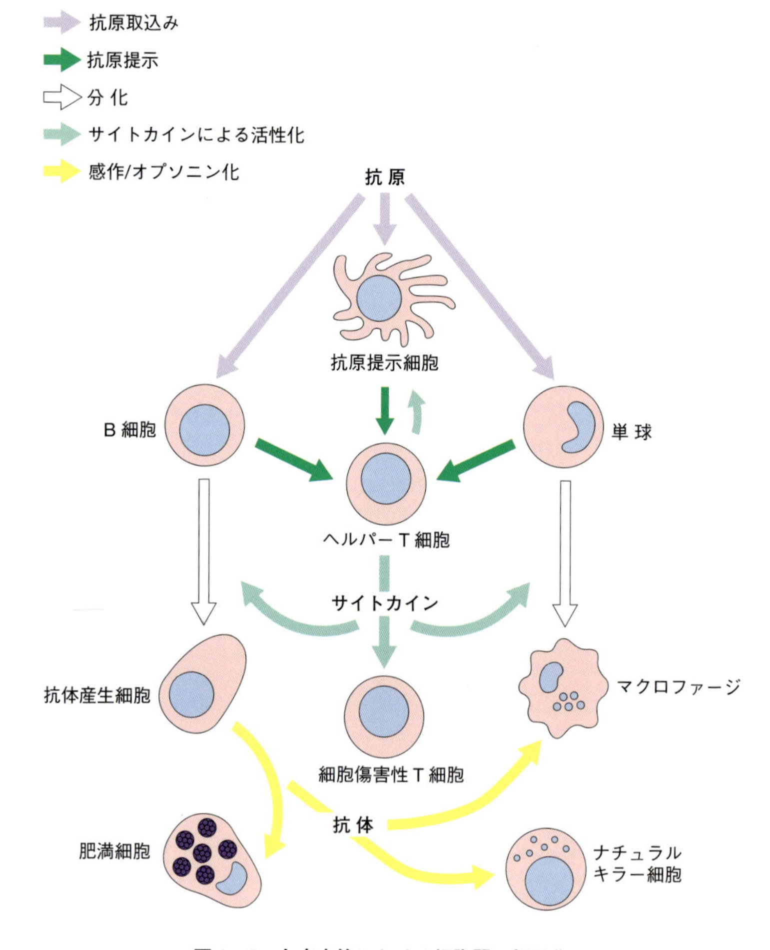

図3・5　免疫応答における細胞間の相互作用

抗 原 提 示

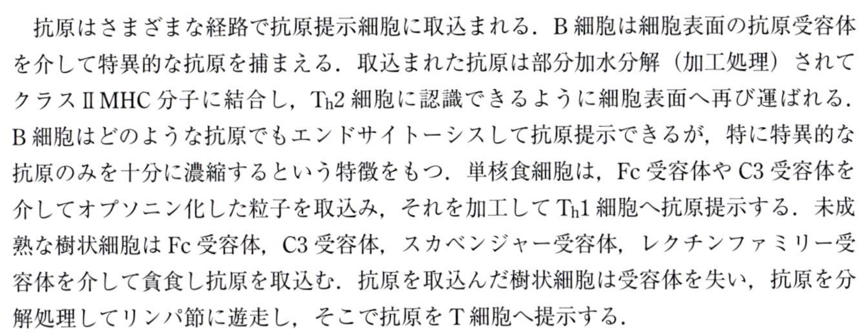

抗原はさまざまな経路で抗原提示細胞に取込まれる．B 細胞は細胞表面の抗原受容体を介して特異的な抗原を捕まえる．取込まれた抗原は部分加水分解（加工処理）されてクラスⅡMHC 分子に結合し，$\mathrm{T_h}2$ 細胞に認識できるように細胞表面へ再び運ばれる．B 細胞はどのような抗原でもエンドサイトーシスして抗原提示できるが，特に特異的な抗原のみを十分に濃縮するという特徴をもつ．単核食細胞は，Fc 受容体や C3 受容体を介してオプソニン化した粒子を取込み，それを加工して $\mathrm{T_h}1$ 細胞へ抗原提示する．未成熟な樹状細胞は Fc 受容体，C3 受容体，スカベンジャー受容体，レクチンファミリー受容体を介して貪食し抗原を取込む．抗原を取込んだ樹状細胞は受容体を失い，抗原を分解処理してリンパ節に遊走し，そこで抗原を T 細胞へ提示する．

抗原プロセシング antigen processing　抗原プロセシングとは抗原の分解過程であり，これによって分解した抗原断片が MHC 分子に結合する（図 3・6）．この分解過程を阻害すると，細胞は抗原を加工できずに抗原提示しなくなる．細胞が異なれば抗原の分解能力も違うので，T 細胞を刺激する能力も異なる．抗原プロセシングの過程は二つの異なる経路があり，クラスⅠMHC 分子に提示する経路とクラスⅡMHC 分子に提示する経路である．この二つの経路はそれぞれ内在性経路と外来性経路とよばれ，クラスⅠMHC 分子は細胞内の抗原を提示し，クラスⅡMHC 分子は細胞が外から取込んだ抗原を提示する．

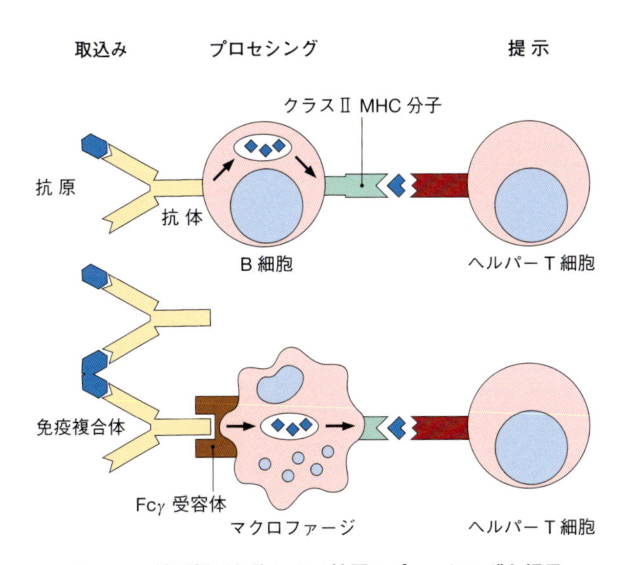

図 3・6　抗原提示細胞による抗原のプロセシングと提示

クラスⅡ経路 class Ⅱ pathway (**外来性経路** external pathway)　細胞内にエンドサイトーシスされた免疫複合体などの抗原は，クラスⅡMHC 分子に優先的に結合する(図 3・7)．これらの抗原は断片に分解されて，ペプチド断片を含む細胞内小胞はクラスⅡMHC を含む小胞と融合する．

不変鎖 invariant chain, Ii (CD74)　クラスⅡMHC 分子は，初めに不変鎖 (Ii) と結合した形で生合成される(図 3・7)．この不変鎖はクラスⅡMHC 分子のフォールディングに必須であり，小胞体内でクラスⅡMHC 分子にペプチドが間違って結合することを阻止している．加えて不変鎖は，クラスⅡMHC 分子を MⅡC コンパートメントに輸送するのに寄与している．

MⅡC コンパートメント MⅡC compartment　MⅡC コンパートメントは酸性のエンドソームのコンパートメントであり，そこで取込まれた抗原のペプチド断片とクラスⅡMHC 分子が結合する (図 3・7)．不変鎖は分解され，低分子のペプチドである CLIP (Class Ⅱ-associated invariant chain peptide) がクラスⅡMHC 分子に結合したまま残る．この不変鎖由来の断片が抗原ペプチドと置き換わると，細胞表面に移動する前にクラスⅡMHC 分子–抗原ペプチド複合体が最終的な形に加工される (トリミングという)．

抗原ペプチド antigenic peptide　抗原ペプチドは MHC 分子に結合しているタンパク質由来の断片である．クラスⅠMHC 分子のペプチドが結合する溝には 8〜9 アミノ酸残基のペプチドが結合し，クラスⅡMHC 分子には 12〜15 アミノ酸残基のペプチドが結合している．

DM 分子 DM molecule　DM 分子はクラスⅡ様の分子であり，ペプチドがクラス

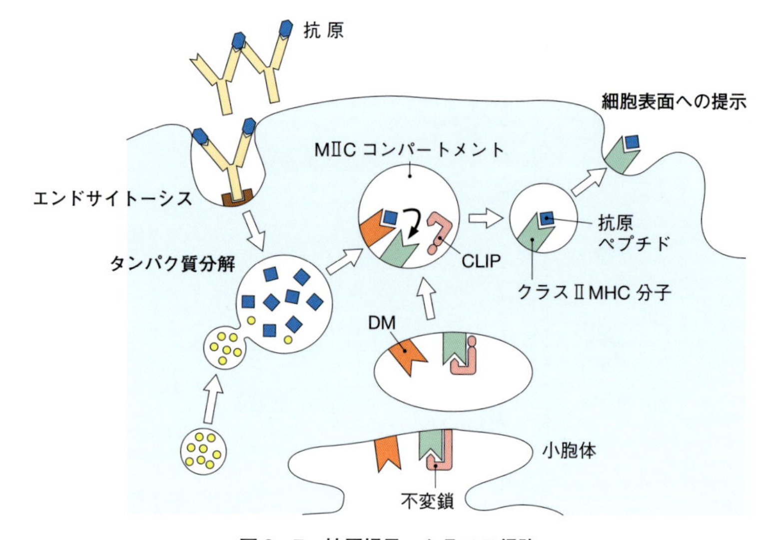

図 3・7　抗原提示：クラスⅡ経路

ⅡMHC 分子上に結合するのを促進する．

クラスⅠ経路 class Ⅰ pathway（**内在性経路** internal pathway）　ウイルス由来ペプチドや細胞自身のタンパク質などの細胞内で生合成された抗原は，クラスⅠMHC 分子と優先的に相互作用する（図3・8）．CD8^{+}T 細胞によるチェックを受けるために，細胞質にあるペプチド断片がサンプリングされて抗原提示される．

プロテアソーム proteasome　プロテアソームはさまざまなタンパク質を分解するプロテアーゼ複合体であり，細胞質にあるタンパク質を断片化してクラスⅠMHC 分子に結合できるようにする．プロテアソームの二つのサブユニット（LMP-2 と LMP-7）は *MHC* 遺伝子にコードされている．

TAP-1, TAP-2　TAP-1 および TAP-2 は *MHC* 遺伝子内にコードされた ABC トランスポーターファミリーの分子である．これらの分子はペプチドを小胞体膜を越えて細胞質から小胞体内へ輸送し，クラスⅠMHC 分子にペプチドを送り届ける．

カルネキシン calnexin　カルネキシンはシャペロン分子の一つであり，クラスⅠMHC 分子 α 鎖を安定化させることにより，β_2 ミクログロブリンや抗原ペプチド断片と相互作用しやすくする働きをもつ．カルネキシンから遊離すると MHC 分子の会合が起こりペプチドが負荷され，その後，小胞体内に局在するアミノペプチダーゼによってペプチドがトリミングされる．この MHC 分子とペプチドの複合体は細胞表面に輸送される一方，正しく会合されなかった複合体は分解される．

アンカー残基 anchor residue　アンカー残基とは，抗原ペプチドが MHC 分子に結合するために必須のアミノ酸残基をいう．それぞれの位置における結合に必須なアミノ酸残基は，MHC 分子のハプロタイプによって異なる．

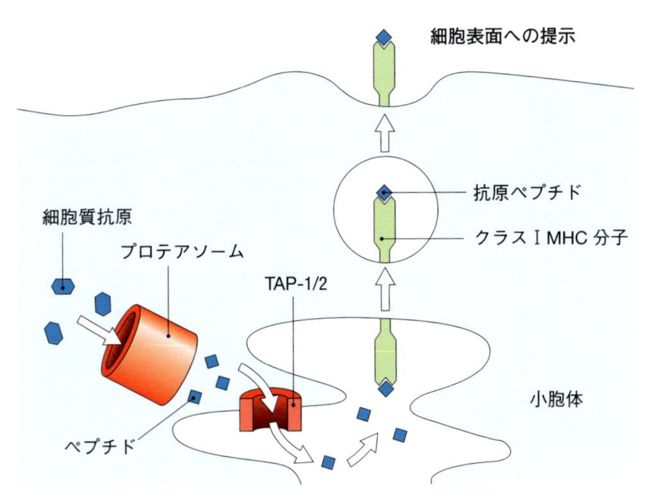

図3・8　抗原提示: クラスⅠ経路

MHC 拘束性 MHC restriction　MHC 拘束性とは，T 細胞が特定の MHC 分子に結合した抗原しか認識しない現象をさす．通常，同じ抗原ペプチドであっても，他のハプロタイプの MHC 分子に結合した場合には T 細胞に認識されない．T 細胞が胸腺において分化する際に，自己の MHC 分子と相互作用できる T 細胞のみがつくられる．これらの T 細胞は，他の MHC ハプロタイプをもつ抗原提示細胞と効率的に相互作用することはない．

交差提示 cross-presentation　細胞外の抗原（通常はクラスⅡ経路により抗原提示される）がクラスⅠMHC 分子上に抗原提示されることを交差提示という．抗原提示細胞がウイルス抗原を $CD8^{+}$T 細胞に抗原提示する際に起こる機構であり，その抗原提示細胞自身がウイルスに感染していなくても起こる．

CD4，CD8　CD4 と CD8 は機能的に類似の分子であり，成熟した T 細胞に発現している．成熟 T 細胞は CD4 または CD8 のいずれかを発現しているが，両方を発現していることはない．CD8 分子はジスルフィド結合でつながった二つの膜貫通型のタンパク質から構成され，T 細胞上の T 細胞受容体と結合する．CD8 が結合する部位は，標的細胞に発現したクラスⅠMHC 分子の α_3 ドメインである（図 3・9，図 2・14）．この CD8 と MHC 分子との相互作用は，免疫認識複合体を安定化させる働きをもつ．CD4 は膜貫通タンパク質 1 分子からなり，抗原提示細胞上のクラスⅡMHC 分子に結合する．

Lck　Lck（lymphocyte-specific protein tyrosine kinase）は CD4 や CD8 と相互作用しているキナーゼである．T 細胞が MHC 分子–抗原複合体と結合することにより T 細胞受容体の近傍に Lck をリクルートし，Lck が CD3ζ をリン酸化することにより T 細胞を活性化に導く．

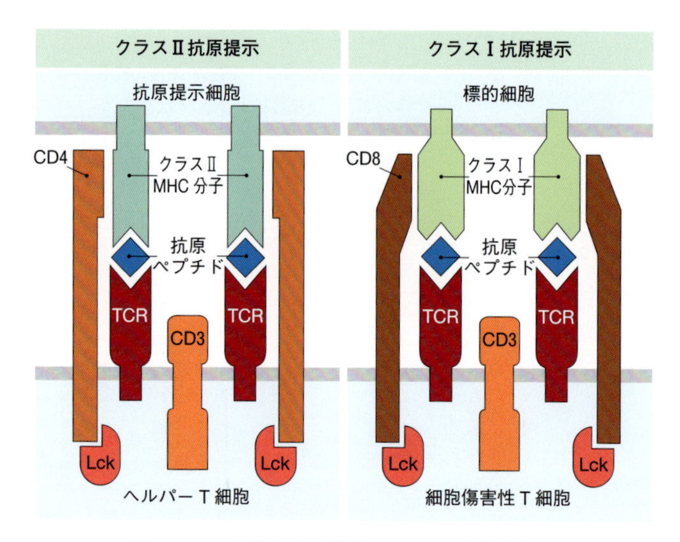

図 3・9　T 細胞による認識　TCR: T 細胞受容体

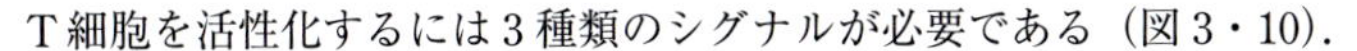

T 細胞の活性化

T 細胞を活性化するには 3 種類のシグナルが必要である（図 3・10）.

① MHC 分子に提示された抗原ペプチド

② 共刺激シグナル

③ 特異的なサイトカインによるシグナル

T 細胞が上記の三つのシグナルのいずれかを欠いた場合, 細胞は分裂せず不応答になる. CD2 と LFA−1 などの分子は, T 細胞と抗原提示細胞との接着に関与し活性化シグナルを増強するが, CD28 を介した共刺激が活性化には必須である.

リンパ球機能関連抗原 1 lymphocyte functional antigen-1, LFA−1（CD11a/CD18）

リンパ球機能関連抗原 1 は, 白血球の大部分に発現している β_2 インテグリンファミリーの分子である. この分子は二つのサブユニット（CD11a と CD18）からなり, 細胞間接着分子である ICAM−1, ICAM−2, ICAM−3 と結合する. リンパ球と抗原提示細胞の一過的な接着は LFA−1 と ICAM−1 または ICAM−3 との結合により起こる. リンパ球の活性化は LFA−1 の親和性を上昇させ, それにより T 細胞と抗原提示細胞との相互作用の時間を延長させる. また, LFA−1 と ICAM−1 あるいは ICAM−2 との結合は白血球と血管内皮細胞との接着に重要であり, 正常の組織や炎症局所において, 細胞が血管内皮細胞を横切って浸潤する際に関与している.

ICAM−3（CD50）　ICAM−3 は白血球の多くに発現している接着分子であり, リンパ球が活性化されると発現が増加し, T 細胞が抗原提示細胞と相互作用する際に関与する.

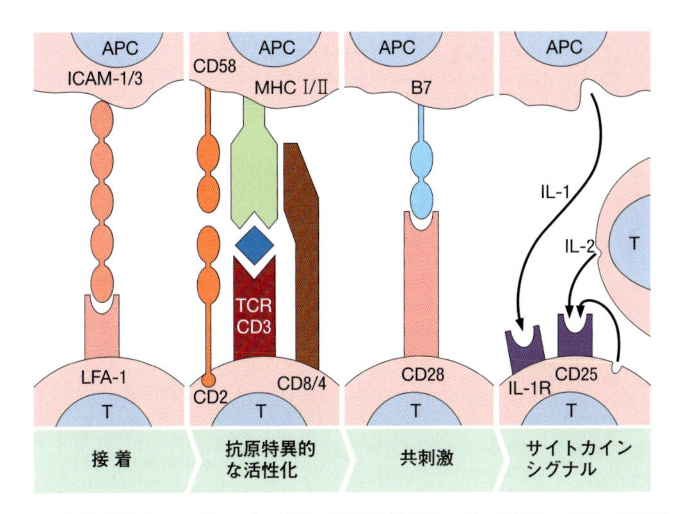

図 3・10　T 細胞活性化のステップ　APC: 抗原提示細胞, T: T 細胞, TCR: T 細胞受容体

CD2 (LFA-2), CD58 (LFA-3)　CD2とCD58はT細胞活性化に関与する対となる分子である．CD2はすべてのT細胞に発現している．1回膜貫通型のタンパク質でCD58の受容体であり，さまざまな種類の細胞に広く発現している．CD2とCD58の相互作用は，T細胞と標的細胞の結合を強め，T細胞受容体-CD3複合体により誘導される活性化シグナルを増強する．

CD28　**B7**　CD28およびB7はT細胞活性化を制御する重要な分子である．CD28は$CD4^+$T細胞の80%，$CD8^+$T細胞の約50%に発現している共刺激受容体である．B7-1（CD80）およびB7-2（CD86）は多くの抗原提示細胞に発現しており，CD28の主要なリガンドである．免疫シナプスが形成される際に，細胞内に蓄積されていたCD28が細胞表面へ移行し，そこでT細胞受容体からの初期の弱いシグナルを増強する働きをする．CD28の細胞質領域にはホスファチジルイノシトール-3-キナーゼが相互作用しており，T細胞受容体からのシグナルと一緒にMAPキナーゼシグナル経路を活性化する．

B7-1 (CD80), B7-2 (CD86)　B7-1およびB7-2は樹状細胞および単核食細胞上に恒常的に発現しており，その発現はGM-CSF，IFN-γ，およびTLRを介した刺激（LPSなど）により増強される．また，抗原の結合，LPS刺激，CD40へのリガンド（CD40L）の結合によりB細胞上にもB7の発現が誘導される．

免疫シナプス immunological synapse　免疫シナプスとは，抗原提示細胞とT細胞の間に形成される相互作用分子複合体のことをいう．初期の段階では，接着分子（LFA-1/ICAM-1など）が細胞どうしの結合をもたらす（図3・11）．抗原提示細胞上のMHC分子がT細胞受容体複合体と相互作用を開始すると，初期の接着分子はシナプスの外側（pSMAC，peripheral supramolecular activation complex）に追いやられ，逆にT細胞

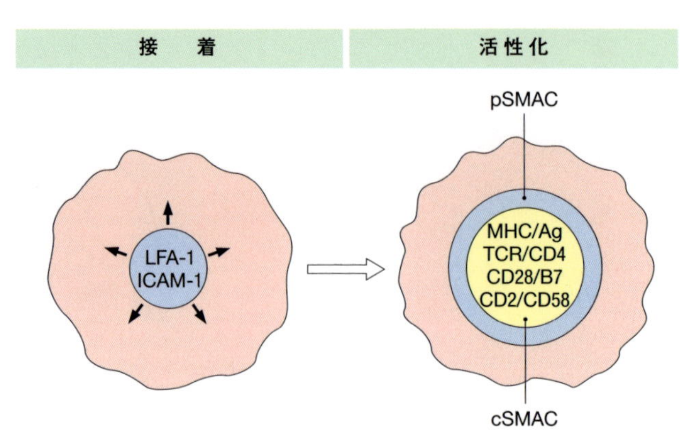

図3・11　免疫シナプスの形成
MHC/Ag: MHC分子-抗原，TCR/CD4: T細胞受容体-CD4

受容体，CD2/CD58，CD28/B7，MHC 分子がシナプスの中心（cSMAC）へ移動する．

IL-2 受容体 IL-2 receptor，IL-2R（CD25）　IL-2 受容体は活性化 T 細胞上に発現誘導される．β 鎖および γ 鎖と相互作用した α 鎖（CD25）が発現すると高親和性の受容体となり，一方，β 鎖と γ 鎖により低親和性の受容体が形成される．IL-2 は T 細胞の増殖に必須であり，T 細胞が活性化されると高親和性受容体が発現し数日間，発現が維持される．α 鎖（CD25）は，内在性の制御性 T 細胞（Treg 細胞）の特徴的なマーカーにもなっており，大量の IL-2 を取除き，抗原によって刺激された T 細胞の活性化を制御する働きをもつ．

CTLA-4（CD152）　CTLA-4 は B7 のもう一つのリガンドである．休止期の T 細胞上には発現していないが，T 細胞が活性化されたのち，CD28 の発現が相対的に低下するように CTLA-4 の発現が誘導される（図 3・12）．CTLA-4 は B7 に対して CD28 よりも親和性が強く，CD28 と競合して B7 を取り合い，CD28 の共刺激シグナルと対抗する．また CTLA-4 は Treg 細胞に恒常的に発現している．CTLA-4 欠損マウスは自己免疫疾患になりやすいが，これは過剰な T 細胞の活性化と Treg 細胞による抑制が低下しているためと考えられる．

PD1（CD279）　PD1（programmed death-1）は，CTLA-4 につづくもう一つの抑制性受容体の一つであり，CD28，CTLA-4 と同じファミリーに属する．PD1 は T 細胞活性化の後期に発現し，B7 ファミリーのリガンドである PD-L1（CD273）または PD-L2（CD274）と結合する．これらのリガンドは抗原提示細胞上に発現している．ほかに，PD1 は B 細胞，樹状細胞，単球にも発現している．機能としては，T 細胞活性化を制限したり，自己免疫を抑制する役割を担っている．ヒトでは，関節リウマチやバセドウ病，I 型糖尿病，多発性硬化症が PD1 の多型と関連していることが知られている．

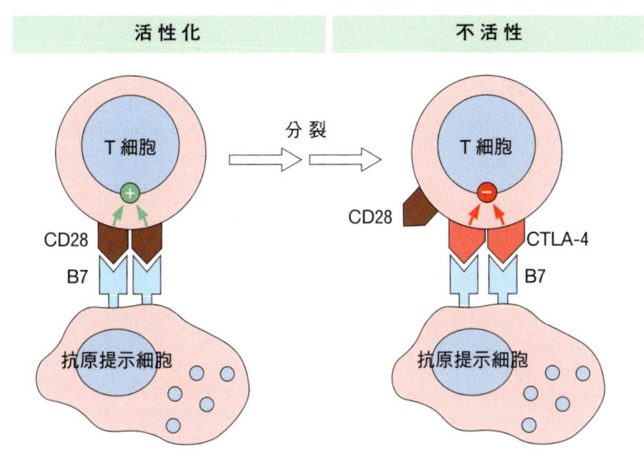

図 3・12　T 細胞活性化の制御における CTLA-4 の役割

サイトカイン受容体

サイトカイン受容体は，特定のサイトカインに対する細胞の応答性を決定するものである．IL-1，TNF，インターフェロンの受容体は，さまざまな細胞に広く発現している．一方，他の受容体は，細胞の限られた時期の特別な系列の細胞にのみ発現している．たとえば高親和性のIL-2受容体は，抗原により活性化された細胞の限られた時期に発現誘導され，T細胞が抗原によって再刺激を受けなければ発現は低下する．IL-4受容体は活性化したB細胞上に発現誘導されるが，やがて発現は低下する．コロニー刺激因子受容体は，血液細胞の分化の過程のある適切な分化段階において発現誘導される．構造上のモチーフと共通するサブユニットに基づき，サイトカイン受容体はいくつかのファミリーに分類することができる（図3・13）．たとえば，IL-2, IL-4, IL-7, IL-9, IL-15の受容体はシグナル伝達分子（CD122）を共通のサブユニットとして用いており，ほかに個々のサイトカインに特異的に結合する受容体分子から構成される．IL-3やIL-5の受容体はCD122とは異なる分子を共通に用いている．

可溶型サイトカイン受容体 soluble cytokine receptor　サイトカインインヒビター cytokine inhibitor　サイトカイン受容体の一部は，可溶性の膜貫通ドメインを欠いた切断型として産生される．例としては，可溶型のTNF受容体，インターフェロンγ受容体，IL-1受容体などである．これらは生体内においてサイトカインの効果や作用する部位を限定する役割を担うものと考えられている．サイトカインインヒビターも同定されており，IL-1RA（IL-1受容体アンタゴニスト）はIL-1受容体に結合するが，細胞を活性化することはない．

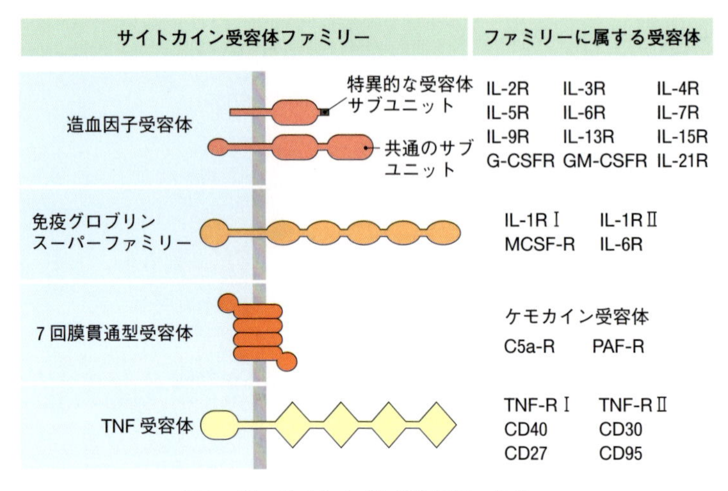

図3・13　サイトカイン受容体ファミリー

B 細胞の活性化

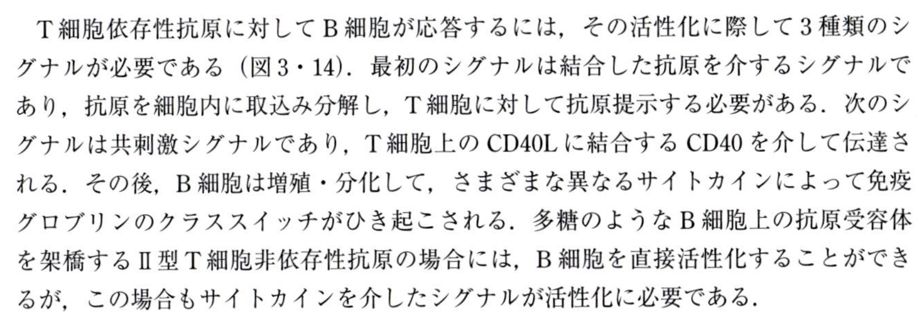

T 細胞依存性抗原に対して B 細胞が応答するには，その活性化に際して 3 種類のシグナルが必要である（図 3・14）．最初のシグナルは結合した抗原を介するシグナルであり，抗原を細胞内に取込み分解し，T 細胞に対して抗原提示する必要がある．次のシグナルは共刺激シグナルであり，T 細胞上の CD40L に結合する CD40 を介して伝達される．その後，B 細胞は増殖・分化して，さまざまな異なるサイトカインによって免疫グロブリンのクラススイッチがひき起こされる．多糖のような B 細胞上の抗原受容体を架橋するⅡ型 T 細胞非依存性抗原の場合には，B 細胞を直接活性化することができるが，この場合もサイトカインを介したシグナルが活性化に必要である．

分子間ヘルプ intermolecular help　分子間ヘルプとは，さまざまな異なる抗原をもつ粒子（ウイルスなど）を取込んだ B 細胞が，これらの抗原をすべて T 細胞へ抗原提示することをいう．それゆえ，B 細胞が自分自身では認識できないような抗原を認識する T 細胞ヘルプを得ることができる．

CD40　CD40 は B 細胞，沪胞樹状細胞，樹状細胞，マクロファージ，内皮細胞，造血前駆細胞などの細胞上に存在する受容体である．TNF 受容体ファミリーに属する．この受容体は B 細胞に必須の共刺激シグナルを伝達し，胚中心の形成や記憶 B 細胞の分化に欠かすことのできない受容体である．

CD40L（CD40 リガンド）（CD154）　CD40L は CD40 のリガンドであり，活性化された $CD4^{+}$T 細胞や $CD8^{+}$T 細胞の一部に発現する．また，好酸球や好塩基球にも発現している．CD40L は T 細胞ヘルプを B 細胞へ伝えるために必須の分子である．CD40L が欠損すると抗体のクラススイッチが障害され，高 IgM 症候群をひき起こす．

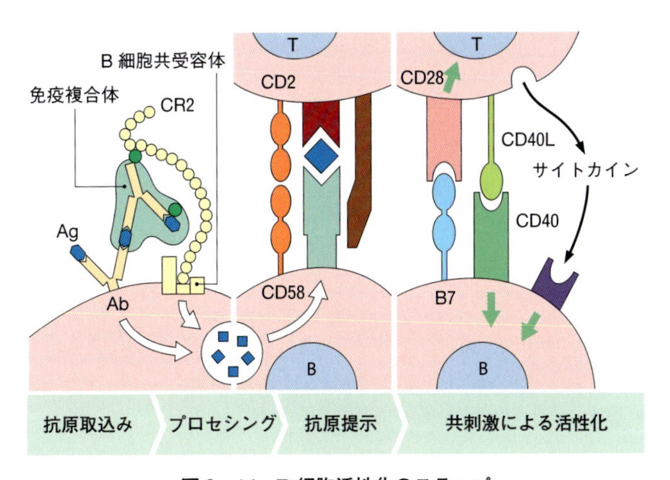

図 3・14　B 細胞活性化のステップ

CD72，CD100　CD72 および CD100 は B 細胞活性化のための共刺激分子である．B 細胞上の CD72 は CD100 に結合する．CD100 は広くさまざまな細胞に発現しているセマフォリンファミリーの分子であり，CD40 を介する B 細胞の活性化を増強する．

CD45（白血球共通抗原 leukocyte common antigen）　CD45 はすべての白血球に発現しているホスファターゼであり，エキソンのさまざまな組合わせにより 6 種類のアイソフォームが存在する．B 細胞は最も分子量の大きな CD45 バリアントを発現している．CD45 は TCR（CD3）や BCR（CD79）のシグナル伝達部位をリン酸化する Lck に作用して，リンパ球の活性化を制御している．

B 細胞共受容体複合体 B-cell co-receptor complex（CD19，CD21/CR2，CD81/TAPA-1）
B 細胞共受容体複合体は，B 細胞の抗原受容体からのシグナルを増幅する．CD19 が抗原受容体と架橋されると，B 細胞の抗原に対する感受性が 100 倍以上に上昇する．この現象は，抗原応答による初期の分化において，B 細胞の抗体の親和性が低い場合には重要である．一次免疫応答において形成された免疫複合体が補体 C3 と結合して B 細胞上の補体受容体 2(CR2) である CD21 と結合する．もし抗原の複合体が B 細胞受容体によって認識されると，共受容体と抗原受容体を架橋し，B 細胞をきわめて効率よく活性化することができる．このことは，二次抗体応答や記憶 B 細胞への分化に補体が必要であるという事象を説明している．

CD23（Fcε受容体Ⅱ，FcεRⅡ）　CD23（Fcε受容体Ⅱ）は低親和性の IgE 受容体であり，レクチンドメインを介して CR2 と結合する．B 細胞，活性化マクロファージ，沪胞樹状細胞に発現しているが，可溶型で分泌され B 細胞の共刺激分子として作用することもある．

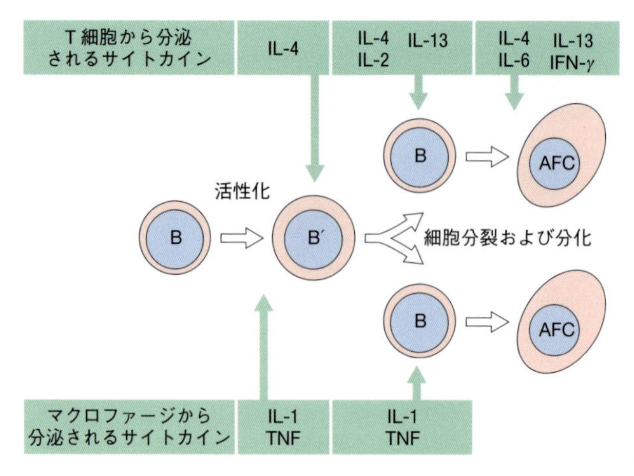

図 3・15　B 細胞の分化におけるサイトカインの役割
B：B 細胞，AFC：抗体産生細胞

サイトカイン

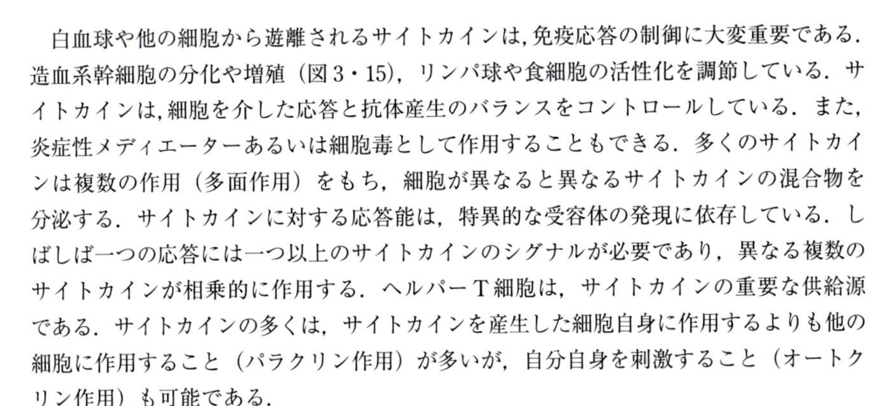

白血球や他の細胞から遊離されるサイトカインは，免疫応答の制御に大変重要である．造血系幹細胞の分化や増殖（図3・15），リンパ球や食細胞の活性化を調節している．サイトカインは，細胞を介した応答と抗体産生のバランスをコントロールしている．また，炎症性メディエーターあるいは細胞毒として作用することもできる．多くのサイトカインは複数の作用（多面作用）をもち，細胞が異なると異なるサイトカインの混合物を分泌する．サイトカインに対する応答能は，特異的な受容体の発現に依存している．しばしば一つの応答には一つ以上のサイトカインのシグナルが必要であり，異なる複数のサイトカインが相乗的に作用する．ヘルパーT細胞は，サイトカインの重要な供給源である．サイトカインの多くは，サイトカインを産生した細胞自身に作用するよりも他の細胞に作用すること（パラクリン作用）が多いが，自分自身を刺激すること（オートクリン作用）も可能である．

JAK　STAT　サイトカインは特異的な受容体（p.66参照）に結合して細胞内のシグナル伝達経路を活性化する．造血因子受容体ファミリーに属するサイトカイン受容体は，ヤヌスキナーゼ（JAK）と相互作用している．サイトカインが結合しこれらの受容体がクラスターを形成すると，JAKがSTAT（signal transducers and activators of transcription）をリン酸化する．活性化されたSTATは，他のタンパク質と会合して転写因子となり核内へ移行し，遺伝子上のプロモーターに結合し，個々のサイトカインへの応答に関連した一連の遺伝子の転写を導く．異なるサイトカインとその受容体を介した場合には，別のJAKとSTATが用いられる．図3・16の例にあるように，インターフェロンα受容体はJAKとしてTyk2とJak1が駆動する．これらのJAKはSTAT1およびSTAT2をリン酸化し，p48と相互作用して転写因子となる．

インターフェロンγ interferon-γ, IFN-γ　インターフェロンγは抗原刺激により活性化されたT_h1細胞から放出される．インターフェロンγは，抗ウイルス作用のほかに，さまざまな細胞におけるクラスⅠMHC分子の発現を増強したり，B細胞やマクロファー

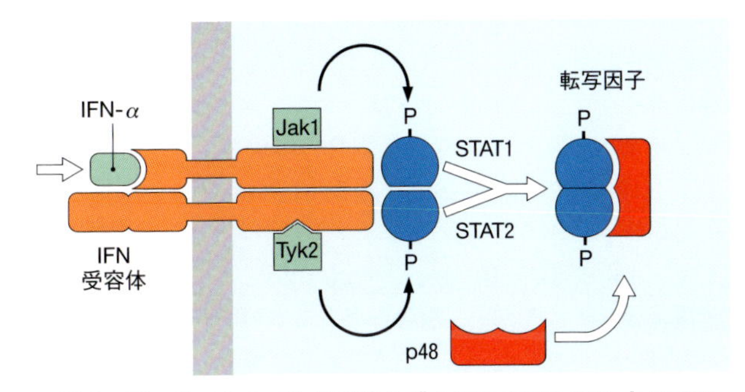

図3・16　サイトカイン受容体シグナルにおけるJAKとSTAT

ジ上にクラスⅡMHC分子やB7の発現を上昇させて抗原提示能を高める働きをもつ．高濃度の場合には，他の組織の細胞にクラスⅡMHC分子の発現を誘導することもできる．細胞傷害性T細胞にIL-2受容体の発現を上昇させたり，NK細胞の細胞傷害活性を増強する働きもあり，また，B細胞の分化を促進する機能ももっている．インターフェロンγはマクロファージを武装させる働きがあり，Fc受容体の発現上昇，呼吸バースト，一酸化窒素産生をひき起こし，マクロファージが病原体を破壊する機能を増強する．また，T_h2細胞やT_h17細胞の機能を阻害してT_h1型の免疫応答を増強する働きもある．

遊走阻止因子 migration inhibition factor, MIF　遊走阻止因子は活性化T細胞から放出され，マクロファージの遊走を阻止する分子である．このことにより，炎症局所にマクロファージを集積させて活性化することができ，多くの慢性炎症状態において濃度が上昇する．遊走阻止因子はCD74に結合しさまざまな転写因子に作用するほか，細胞の傷害センサーであるがん抑制遺伝子産物p53を調節する．

腫瘍壊死因子 tumor necrosis factor, TNF　**リンホトキシン lymphotoxin, LT**　腫瘍壊死因子およびリンホトキシンは構造的に類似したサイトカインであり，*MHC*遺伝子にコードされている．細胞傷害性T細胞から遊離されるリンホトキシンはTNF-βとよばれ，マクロファージや他の細胞から放出されるTNFをTNF-βと区別してTNF-αという．膜貫通型のリンホトキシン（LT-β）がT細胞に発現しており，分泌型のLT-αと三量体をつくる．TNFはE-セレクチン，VCAM-1，ICAM-1の発現を誘導することによりリンパ球の血管内皮への接着を促進し，血管外への遊走を促進する．またTNFは脂肪の動員をひき起こし，慢性病態にしばしばみられる消耗性の病態（悪液質）にも一部関与している．TNFはMHC分子の発現誘導やマクロファージの活性化などの多くの作用において，IFN-γと協同して働く．TNFとリンホトキシンは，アポトーシスにより細胞死を誘導することができる．このグループのサイトカインに対する受容体は3種類あるが，そのうちの一つTNFR1は細胞質内にデスドメインをもち，そこにアポトーシスのメディエーターであるカスパーゼを活性化するタンパク質をよび寄せる．

トランスフォーミング増殖因子β（形質転換増殖因子β）transforming growth factor β, **TGF-β**　トランスフォーミング増殖因子βはマクロファージや血小板などのさまざまな細胞から遊離される5種類のサイトカインを含むグループである．線維芽細胞や他の間葉系細胞の増殖を促し，細胞外マトリックスタンパク質の産生を促進する．トランスフォーミング増殖因子βはT細胞やB細胞の増殖を阻害することにより免疫応答を強く抑制し，免疫応答性の制御に必須である．TGFのノックアウトマウスでは，重篤な慢性炎症反応をひき起こす．

インターロイキン interleukin, IL（IL-1からIL-35）　インターロイキンはサイトカインのなかで多種多様なサイトカインを含むグループの一つであり，新しく発見されたサイトカインの大部分はこのグループに加えられる．個々のインターロイキンの機能については表3・1に概略を示す．

インターロイキンの多くは，構造の類似性に基づき以下のファミリーに分類される．

IL-1 ファミリー　IL-1，IL-18，IL-33

IL-2 ファミリー　IL-2，IL-12，IL-15

IL-10 ファミリー　IL-10，IL-19，IL-20，IL-22，IL-24，IL-26

IL-12 ファミリー　IL-12，IL-23，IL-27，IL-35

表3・1　インターロイキン

サイトカイン	由　来	標　的	主要な効果
IL-1α	マクロファージ 線維芽細胞 リンパ球	リンパ球 マクロファージ 内皮	・リンパ球の共刺激 ・食細胞活性化 ・内皮接着分子の発現上昇
IL-1α	上皮細胞 アストロサイト	その他	・発熱と眠気 ・プロスタグランジン産生上昇
IL-2	T 細胞	T 細胞 NK 細胞 B 細胞	・T 細胞の増殖と活性化 ・NK 細胞活性化と分裂
IL-3	T 細胞 胸腺内皮	幹細胞	・多系列造血因子
IL-4	T_h2 細胞 骨髄間質	B 細胞	・活性化と分裂 ・クラススイッチの促進（IgG1 や IgE）
IL-5	T_h2 細胞	好酸球 B 細胞	・誘導と分化
IL-6	マクロファージ 内皮 T_h2 細胞	T 細胞 B 細胞 肝細胞	・リンパ球増殖 ・B 細胞分化 ・急性期タンパク質の産生
IL-7	骨髄間質	プレ B 細胞 プレ T 細胞	・分 裂
IL-8 (CXCL8)	内 皮 単 球 線維芽細胞	好中球 単 球 T 細胞	・活性化/走化性
IL-9	$CD4^+$ T 細胞	T 細胞 肥満細胞	・分 裂 ・誘導促進
IL-10	T_h2 細胞	T_h1 細胞	・サイトカイン合成阻害
IL-11	骨髄間質	幹細胞 形質細胞	・分 裂 ・増 殖
IL-12	B 細胞 マクロファージ	T_h0 細胞 NK 細胞	・T_h1 細胞の誘導 ・活性化
IL-13	T_h2 細胞	B 細胞 マクロファージ	・分裂と分化 ・サイトカイン産生低下

表3・1 （つづき）

サイトカイン	由 来	標 的	主要な効果
IL-14	T 細胞	B 細胞	・増 殖 ・抗体産生低下
IL-15	単 球	T 細胞 B 細胞	・分 裂
IL-16	$CD8^+$T 細胞	$CD4^+$T 細胞	・ケモタキシス
IL-17	T_h17 細胞	さまざまな細胞	・炎症促進
IL-18	マクロファージ ケラチノサイト	血液単核細胞	・IFN-γ の誘導と NK 細胞活性化
IL-19	B 細胞 単 球	単核食細胞	・IL-6 と TNF-α の誘導
IL-20	皮 膚	ケラチノサイト	・ケラチン合成
IL-21	T 細胞 肥満細胞	B 細胞 T 細胞 NK 細胞	・B 細胞および T 細胞の共刺激 ・NK 細胞の増殖と成熟
IL-22	T 細胞	肝 臓	・急性期タンパク質の産生
IL-23	樹状細胞 マクロファージ	記憶 T 細胞 樹状細胞	・T_h17 細胞の分化 ・抗原提示
IL-24	末消血単核細胞	がん細胞	・アポトーシスの誘導 ・増殖抑制
IL-25	T_h2 細胞	粘膜上皮	・好酸球増加症
IL-26	T_h17 細胞	上皮細胞	・ICAM-1 発現誘導
IL-27 (IL-30)	樹状細胞 抗原提示細胞	B 細胞 T 細胞 造血幹細胞	・炎症制御 ・T_h1 細胞分化
IL-28/IL-29	Treg 細胞 未成熟樹状細胞	ケラチノサイト メラニン形成細胞	・抗ウイルス状態を誘導
IL-31	T_h2 細胞	上皮細胞 ケラチノサイト	・炎症促進
IL-32	単 球 マクロファージ	単核食細胞	・TNF, CXCL8, CXCL2 産生誘導 ・分化促進
IL-33	内 皮 上 皮	T 細胞 肥満細胞 好塩基球	・T_h2 サイトカイン産生誘導
IL-34	組 織	単 球	・分 化
IL-35	Treg 細胞	T 細胞	・T_h17 細胞の抑制 ・Treg 細胞の増殖

食作用（貪食）

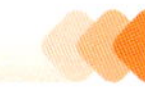

食作用（貪食）phagocytosis　**エンドサイトーシス endocytosis**　食作用（貪食），エンドサイトーシスとは，細胞が粒子や微生物を飲み込む過程をいう（図3・17）．初めに粒子は食細胞の細胞膜に接着するが，これは細菌の糖に結合するマンノース受容体のような普遍的な糖鎖を認識する受容体やIgGやC3bのようなオプソニンに対する受容体を介して結合する．その後，細胞は粒子の周りに仮足を伸ばして，その粒子を細胞内に取込む（図3・18）．抗菌作用をもつ活性酸素による殺傷メカニズムが活性化され，リソソームがファゴソームと融合する．さまざまなリソソーム酵素が食作用により取込んだ物質に対する傷害と消化を行い，消化物は最終的に細胞外へ放出される．エンドサイトーシスとは，食作用とピノサイトーシス（液状の物質を細胞内へ取込むこと）の両方を含む言葉である．

オプソニン化 opsonization　粒子や微生物，免疫複合体が食細胞上に発現している受容体に結合することができるように，ある分子によって覆われることをオプソニン化という．オプソニン化に伴ってこれらの取込みが促進される．

オプソニン opsonin　オプソニンとは貪食される粒子に結合し食細胞上の受容体に直接結合するIgG，C3b，C反応性タンパク質などの分子のことであり，食細胞と貪食される粒子の間に介在するアダプターとして機能する．

免疫付着反応 immune adherence　免疫付着反応とはIgGやC3bによってひき起こされる反応であり，オプソニン化された粒子が食細胞に付着することをいう．この付着には，Fc受容体や補体受容体への結合が関与している（p.75, 76参照）．

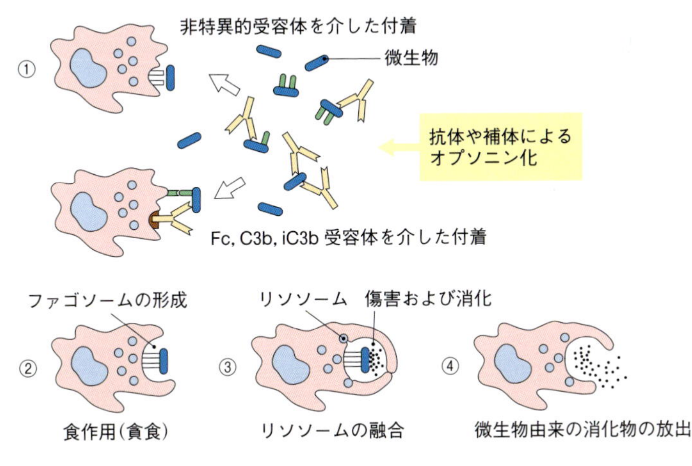

図3・17　食作用のステージ

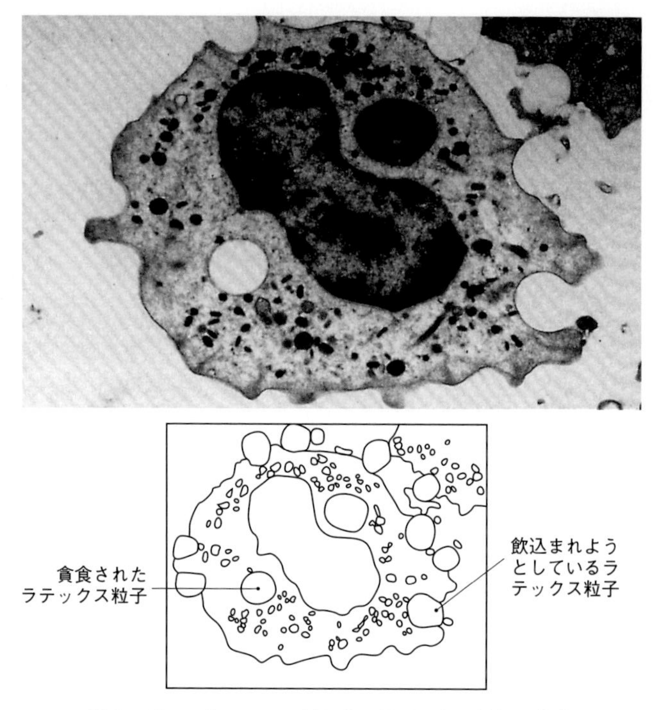

図3・18　マクロファージによるラテックス粒子の貪食

ファゴソーム phagosome　ファゴソームとは貪食した物質を含み，細胞内にある膜で包まれた顆粒をさす．

リソソーム lysosome　リソソームとはすべての細胞に存在するオルガネラであり，マクロファージでは，貪食した物質を傷害し消化するためのさまざまな酵素をもっている．新しくつくられたリソソームは初期リソソームとよばれ，成熟したリソソームを二次リソソームといい区別する．

ファゴリソソーム phagolysosome　ファゴリソソームはファゴソームとリソソームが融合して形成される．融合した顆粒はただちに顆粒内の pH が上昇し，中性のプロテアーゼ（コラゲナーゼやエラスターゼなど）やカチオン性タンパク質が活性化される．その後 pH が低下するに伴い，酸性プロテアーゼ（グリコシダーゼやリパーゼなどを含む）が活性化される．

不完全な食作用 frustrated phagocytosis　食細胞が貪食することのできない物質（基底膜など）に付着すると，不完全な食作用が起こる．細胞は細胞外へリソソーム酵素を分泌する（エキソサイトーシス）．この過程は免疫複合体病にみられるいくつかの障害をもたらす．

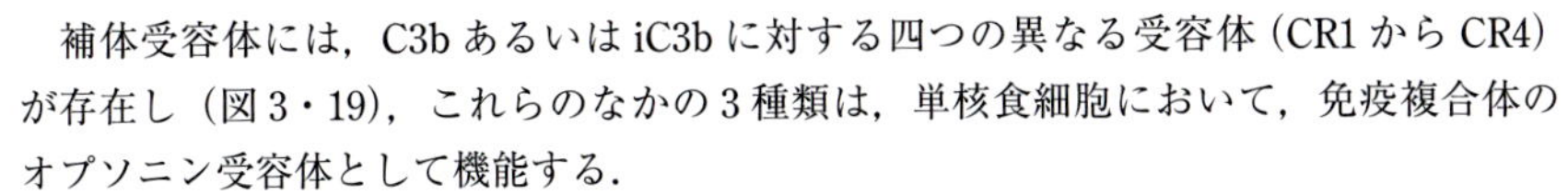

補体受容体

補体受容体には，C3b あるいは iC3b に対する四つの異なる受容体（CR1 から CR4）が存在し（図 3・19），これらのなかの 3 種類は，単核食細胞において，免疫複合体のオプソニン受容体として機能する．

CR1（CD35） CR1 は 1 本鎖の膜貫通型のタンパク質であり，食細胞上に発現し免疫複合体に対する受容体として働く．ヒト赤血球上の CR1 は，脾臓や肝臓において，免疫複合体を食細胞に受渡す役割をする．他の細胞では，血液凝固第 I 因子のコファクターとして機能する．

CR2（CD21） CR2 は CR1 と類似の構造をしている．B 細胞の共受容体複合体（図 3・14）の一部であり，沪胞樹状細胞上にも発現している．免疫複合体を取込んで胚中心へ渡すほかに，記憶 B 細胞の分化にも関与している．

CR3（CD11b/CD18） CR3 は単核食細胞，好中球，NK 細胞に発現しているインテグリンの一種であり，C3d を結合した免疫複合体を取込む役割を担っている．また，CR3 が ICAM-1 に結合することにより，単球の組織への遊走に関与している．

CR4（CD11c/CD18，p105/95） CR4 は β 鎖を CR3 や LFA-1 と共有するインテグリンである．CR3 と類似の機能をもち，組織マクロファージや樹状細胞に高発現している．

CD93 CD93 は単球，好中球，内皮細胞，活性化マクロファージに発現しており，当初は C1q の受容体（C1qRp）として同定された受容体である．今日では，アポトーシス細胞のクリアランスや細菌に対する防御に関与する接着分子であることが知られている．

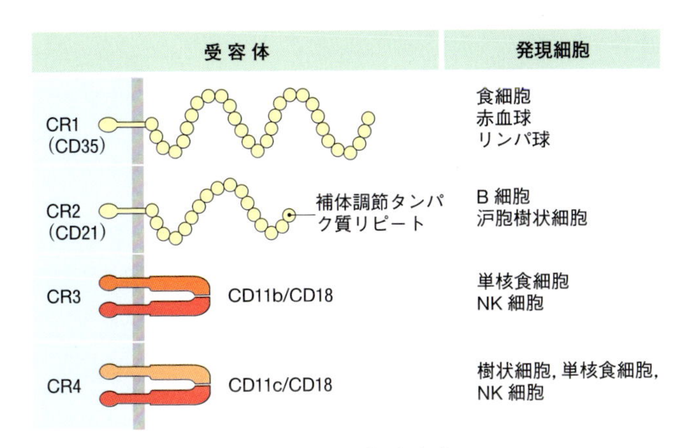

図 3・19　補体受容体

Fc 受容体

食細胞上にはよく知られた3種類のIgGに対する受容体があり，免疫複合体を取込んで細胞傷害性細胞が標的細胞と相互作用するのに関与する．2種類のIgEに対する受容体（FcεRⅠとFcεRⅡ）が知られており，FcεRⅠは炎症の制御にかかわり，FcεRⅡは免疫制御や寄生虫に対する防御に関与している．

FcγRⅠ（CD64） FcγRⅠは高親和性のIgG受容体であり，単量体の抗体と結合することができる．単核食細胞系の特徴的なマーカーであるが，好中球にも発現している．免疫複合体の取込みを担っている．

FcγRⅡ（CD32） FcγRⅡは単核食細胞系，好中球，好酸球，血小板，B細胞に発現している低親和性のIgG受容体である．食細胞では大きな免疫複合体の取込みに関与する一方，B細胞においては抗体産生を制御している．B細胞上の抗原受容体（BCR）とFcγRⅡが架橋されると，B細胞の抑制が起こる．血小板において免疫複合体がFcγRⅡに結合して活性化されると，炎症性メディエーターの放出を伴って脱顆粒が起こる．

FcγRⅢ（CD16） FcγRⅢは低親和性のIgG受容体であり，2種類の型（膜型とGPIアンカー型）がある．NK細胞では膜貫通型の糖タンパク質としてFcγRⅢaが発現しており，抗体によって感作された標的細胞とNK細胞との結合に関与する．NK細胞上のFcγRⅢaにリガンドが結合するとNK細胞は活性化される．マクロファージや好中球においては，細胞膜の外側にGPIアンカー型のFcγRⅢbが発現しており，細胞膜上で免疫複合体と結合するが，細胞内にシグナルを伝達することはない．

FcεRⅠ FcεRⅠは肥満細胞や好塩基球に発現している高親和性のIgE受容体である．これらの細胞は受容体に結合した単量体のIgEによって感作される．特異的な抗原によってこの受容体に結合したIgEを架橋すると，受容体を介して刺激が伝わり脱顆粒をひき起こし，細胞からヒスタミンや炎症性メディエーターが放出される．

FcεRⅡ（CD23） FcεRⅡは免疫制御機能をもつ低親和性のIgE受容体であり，一部のB細胞に発現している．可溶型のFcεRⅡはリンパ球間のシグナル伝達分子として機能する（p.68参照）．FcεRⅡは好酸球にも発現しており，IgEを結合した寄生虫（住血吸虫など）との結合に関与する．

FcαR（CD89） FcαRは食細胞や特にパイエル板や粘膜固有層に存在するB細胞やT細胞などに発現しているIgA受容体である．そのため，IgA産生の制御にかかわっていると考えられている．

貪食殺菌系

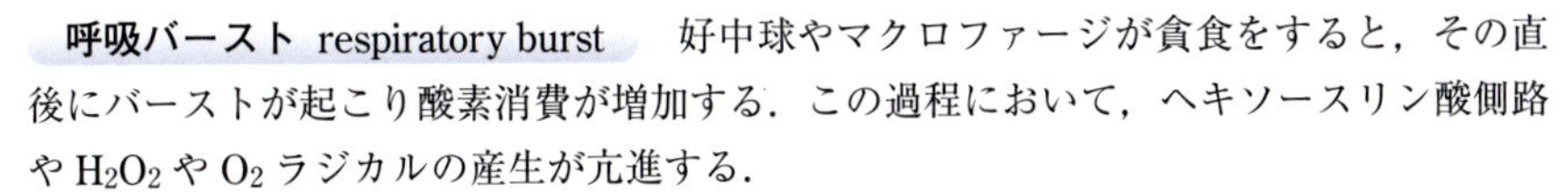

呼吸バースト respiratory burst 好中球やマクロファージが貪食をすると，その直後にバーストが起こり酸素消費が増加する．この過程において，ヘキソースリン酸側路や H_2O_2 や O_2 ラジカルの産生が亢進する．

酸素依存性細胞傷害 oxygen-dependent killing 酸素依存性細胞傷害はファゴソーム内で起こり，食細胞のC3受容体とFc受容体が架橋されることによって活性化される．最初にNADPHオキシダーゼという酵素がファゴソームの膜上に会合する．この酵素は酸素を還元してスーパーオキシドアニオン（$O_2^{\bullet-}$）をつくり，次にヒドロキシルラジカル（•OH），一重項酸素（$\Delta_g{}'O_2$），過酸化水素（H_2O_2）を生成する（図3・20）．

活性酸素中間体 reactive oxygen intermediate, ROI 活性酸素中間体とは酸素依存性細胞傷害経路（図3・20）で産生される不安定な中間体をさし，エンドサイトーシスした細菌を傷害することができる．細胞はトリペプチドのグルタチオン還元経路などを用いることにより自己を活性酸素中間体による傷害から守ることができるが，細菌の一部には活性酸素中間体に対する同様の防御機構をもつものもいる．

ミエロペルオキシダーゼ myeloperoxidase リソソーム内に存在するミエロペルオキシダーゼは，ファゴソーム内に入り，そこで過酸化水素存在下でハロゲンイオンを毒性をもつハロゲン化合物（hypohalite）へ変換する（図3・20）．エンドサイトーシスされたペルオキシダーゼやカタラーゼも同様の反応を触媒することができる．

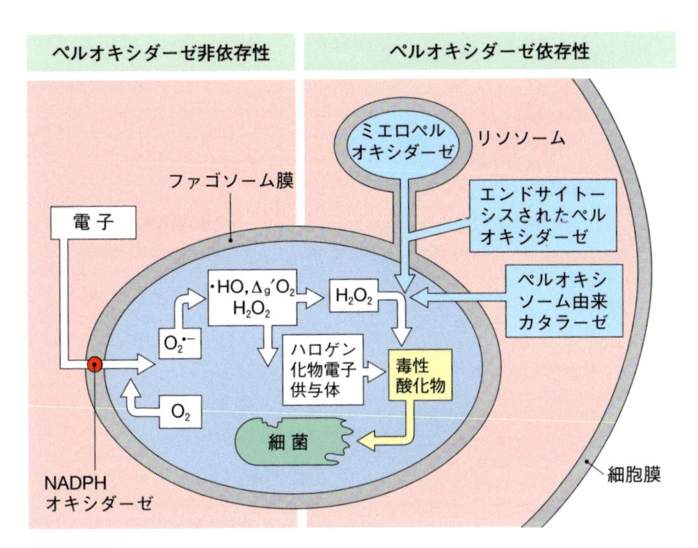

図3・20 酸素依存性細胞傷害経路
一重項酸素（$\Delta_g{}'O_2$），ヒドロキシルラジカル（•OH）

活性窒素中間体 reactive nitrogen intermediate, RNI　INF-γにより活性化を受けTNFで引き金を引かれたマウスのマクロファージは，誘導型一酸化窒素合成酵素（iNOS）を発現し，一酸化窒素（NO）の産生を触媒する．このNOは細菌や真菌に対して毒性を示す．ヒトのマクロファージは多くのNOを産生することはないが，他の好中球などでは高濃度のNOが産生される．NOは活性酸素中間体と結合して，細胞毒性をもつペルオキシナイトライト（$ONOO^-$）を生成する．

顆粒 granule　顆粒は顆粒球の特殊なリソソームであり，中にさまざまな殺菌タンパク質をもっている．たとえば好中球ミエロペルオキシダーゼは一次顆粒（アズール顆粒）内に存在する一方，ラクトフェリンは二次顆粒（好中球特異的顆粒）内に含まれる．顆粒やリソソームの内容物を以下にあげる．

カチオン性タンパク質 cationic protein　好中球の顆粒やマクロファージに存在するカチオン性タンパク質は，アルカリ性条件下でグラム陰性菌のリン脂質二重層の外膜に傷害を与える．この傷害活性は多くの分子によって担われており，デフェンシンやカテリシジン，カテプシンGのような酵素活性をもつ分子が関与している．

デフェンシン defensin　デフェンシンは低分子量の細胞傷害活性をもつ抗菌ペプチドであり，三つのファミリーα, β, θに分類される．αデフェンシンはヒトやいくつかの種において，好中球やマクロファージの顆粒内に含まれている．βデフェンシンは哺乳動物の好中球の顆粒やある種の上皮細胞に存在している．一方，θデフェンシンは霊長類の顆粒球にのみ存在する．これらのデフェンシンはカチオン性タンパク質の一種であり，コレステロール含量が少なく負電荷をもつリン脂質を多く含む膜に選択的に作用して，スペクトルの広い抗菌作用，抗真菌作用を発揮する．ケモカインと構造的な類似性があり，ケモカイン受容体に作用してオプソニン化や走化性にも関与している．たとえば，デフェンシンHBD-2はケモカインCCL20と類似し，いずれの分子もケモカイン受容体CCR6に結合する．

カテリシジン cathelicidin　カテリシジンは共通のカテリンドメインをもつさまざまな低分子ペプチドからなるファミリーであり，骨髄系細胞の顆粒内に存在する．細胞が活性化されると，カテリンドメインが酵素的に除去されてペプチドが遊離される．ある種のカテリシジンは，抗菌作用に加えて走化性因子としての活性をもっていたり，血管新生作用をもち，創傷治癒を促進する．

ラクトフェリン lactoferrin　ラクトフェリンは好中球の顆粒内に見いだされるタンパク質である．鉄と強固に結合し，細菌の必須栄養素を奪う働きをもつ．鉄を負荷した好中球は，細菌の破壊に対して十分な活性を発揮できない．

リゾチーム lysozyme　リゾチーム（ムラミダーゼ）は，ある種のグラム陽性細菌の細胞壁を構成するペプチドグリカンの結合を切断する酵素である．好中球やある種のマクロファージから恒常的に分泌されており，さまざまな分泌物中に含まれている．

マクロファージ活性化 macrophage activation　マクロファージ活性化とは，炎症性サイトカイン（TNF-α, IL-1, IFN-γ），補体の断片，Toll 様受容体を活性化する細菌由来の物質などの刺激に応答して起こる抗菌作用あるいは抗がん作用の増強をさす．活性化マクロファージは，より多くの酵素を分泌し，スーパーオキシドや一酸化窒素合成酵素の発現誘導により，多くの活性窒素中間体を産生する．図 3・21 に IFN-γ 処理したマクロファージ（図 3・21 左）を示す．未処理のマクロファージ（図 3・21 右）に比較して，寄生虫ドノバンリーシュマニアを強力に殺傷する能力をもつ．

マクロファージ活性化に伴い，クラスⅡMHC 分子および B7 の発現が誘導され，抗原提示が促進される．活性化マクロファージによる食作用の促進は，Fc 受容体や C3 受容体の発現上昇にも関連する．走化性を担う分子に対するいくつかの受容体（C5a 受容体など）の発現は減少したり，逆に発現が上昇するもの（CXCR3 など）もある．

マクロファージは T_h2 細胞から放出される IL-4 や IL-13 などのサイトカインによっても活性化される．このようなマクロファージは“代替経路活性化マクロファージ”とよび，マンノース受容体とクラスⅡMHC 分子の発現を上昇させるが，抗菌活性が上昇することはない．

自然抵抗性関連マクロファージタンパク質 natural resistance-associated macrophage protein, nRAMP　自然抵抗性関連マクロファージタンパク質とはファゴソームから 2 価のカチオンを汲み出すイオンポンプであり，マイコバクテリア感染に対してマクロファージを抵抗性にする働きをもつ．

メタロプロテアーゼ metalloprotease（MMP と ADAM）　メタロプロテアーゼは亜鉛を含む酵素であり，そのうちのマトリックスメタロプロテアーゼ（MMP）は，細胞外マトリックスの分解に関与している．ADAM はディスインテグリンとメタロプロテアーゼドメインをもつ膜貫通型のタンパク質であり，細胞接着を調節している．マクロファージが活性化されるとさまざまな新しい MMP が合成され，これらが組織の再構築に関与する．

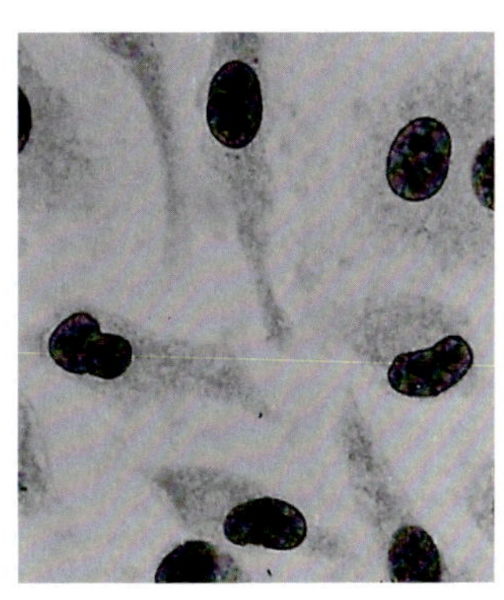

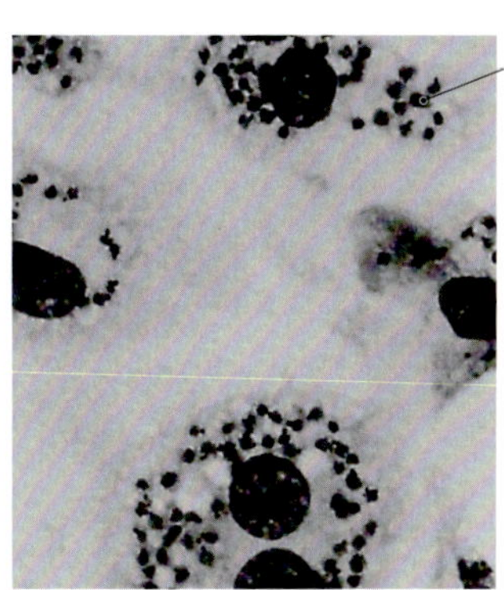

図 3・21　IFN-γ で活性化したマクロファージの抗菌活性

3 免疫応答

病原体に対する細胞内受容体

マクロファージは細菌やウイルス感染を察知するために，細胞内にさまざまな受容体をもっている（図3・22）.

NOD 様受容体 NOD-like receptor, NLR　NOD 様受容体には NOD1（nucleotide-binding oligomerization domain-like receptor-1）および NOD2 が存在し，サルモネラ菌や赤痢菌などの細菌のペプチドグリカンを認識する受容体である．ペプチドグリカンに結合すると NF-κB および MAP キナーゼ経路が活性化され，炎症を制御するサイトカインの転写を誘導する．

RIG 様受容体 RIG-like receptor, RLR　RIG 様受容体には，短鎖の二本鎖 RNA を認識する RIG-1（retinoic acid inducible gene-1）と長鎖二本鎖 RNA を識別する MDA5 がある．二本鎖 RNA はウイルスの複製の際につくられる物質である．これらの受容体にリガンドが結合すると，NF-κB の活性化が起こる．NOD 様受容体も RIG 様受容体もインフラマソームの構成分子の一つである．

インフラマソーム inflammasome　インフラマソームとは，骨髄系細胞に存在する多数の分子からなる複合体のことであり，その構成分子の一つにカスパーゼ1（IL-1 変換酵素，interleukin-1 converting enzyme，ICE）が含まれる（図3・22）．カスパーゼ1はプロ IL-1β およびプロ IL-18 を消化し活性型へ導き，これらが炎症反応を促進する．インフラマソームの詳細な構成成分は炎症を誘導する物質（NOD 様受容体や RIG 様受容体など）によって異なる．インフラマソームが会合することによりさまざまなカスパーゼが活性化され，ピロトーシスによって細胞死をひき起こす．

ピロトーシス pyroptosis　ピロトーシスとは，インフラマソームの活性化後にひき起こされる細胞死であり，炎症性サイトカインであるプロ IL-1 やプロ IL-18 が遊離されるという特徴をもつ．

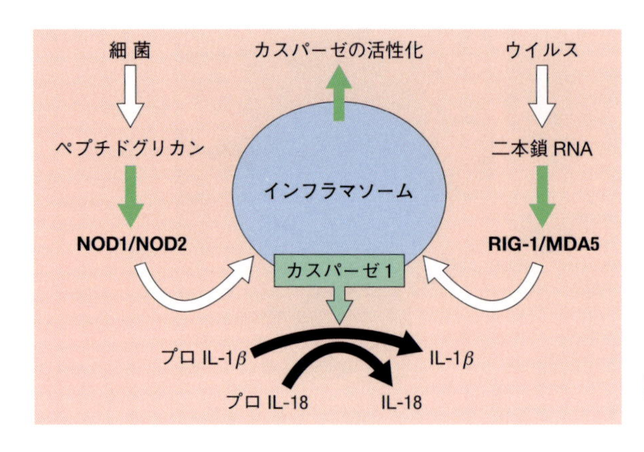

図3・22　細胞内に存在するパターン認識受容体

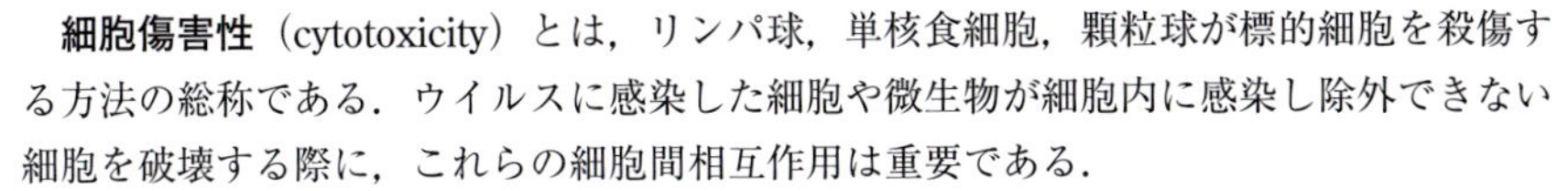

細胞傷害性

細胞傷害性（cytotoxicity）とは，リンパ球，単核食細胞，顆粒球が標的細胞を殺傷する方法の総称である．ウイルスに感染した細胞や微生物が細胞内に感染し除外できない細胞を破壊する際に，これらの細胞間相互作用は重要である．

T 細胞介在性細胞傷害 T cell-mediated cytotoxicity　T 細胞介在性細胞傷害は，通常は標的細胞上のクラスⅠMHC 分子に結合した抗原ペプチドが必要であり，CD8 陽性の細胞傷害性 T 細胞によって担われる（図 3・23）．攻撃する細胞は標的細胞に向けて顆粒を放出し顆粒内のパーフォリンやグランザイムなどの物質を細胞間の隙間へ放出する．また，リンホトキシンのようなサイトカインの放出，あるいは標的細胞上の CD95 との結合が，細胞死のシグナルを伝える．それぞれの物質が相対的にどの程度寄与しているかは，細胞傷害に関与する細胞によって異なる．標的細胞はアポトーシスによって細胞死へ導かれる．

Fas（CD95）　**CD178**（CD95L）　Fas は TNF 受容体ファミリーに属する受容体であり，さまざまな種類の細胞に発現している．Fas（CD95）に CD95L（CD178）が結合すると，標的細胞を細胞死へ導く．Fas は細胞質内にデスドメインをもっており，このドメインは細胞の生存や細胞死にかかわる他の受容体にも存在している．

パーフォリン perforin　パーフォリンは補体 C9 と類似の細胞膜に穴を形成する分子であり，標的細胞の細胞膜上で重合してチャネルを形成する．

グランザイム granzyme　グランザイムは細胞傷害性 T 細胞の顆粒に含まれているセリンプロテアーゼであり，パーフォリンが形成した穴から標的細胞内に入る．グランザイム A は DNA に切れ目を入れ DNA 修復を妨げる一方，グランザイム B はカスパー

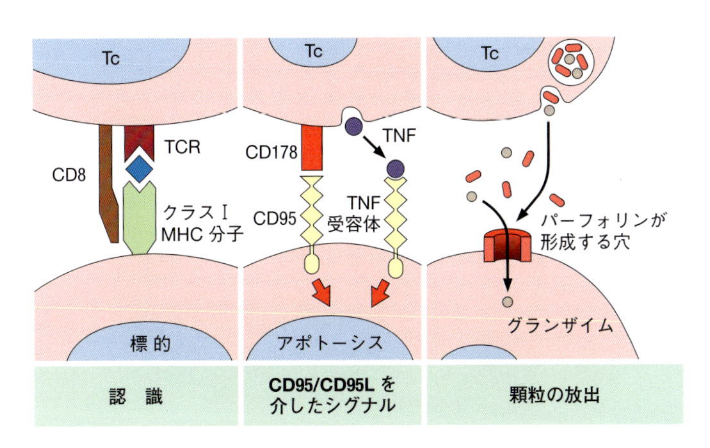

図 3・23　T 細胞介在性細胞傷害
Tc：細胞傷害性 T 細胞，TCR：T 細胞受容体

ゼ3,7,8を活性化してアポトーシスを誘導する.

カスパーゼ caspase, cysteine aspartic acid protease　カスパーゼは一連のプロ酵素（酵素前駆体）であり，二つまたは三つのサブユニットに分解されることによって活性型になる．細胞内で広範な活性をもっており，細胞周期の制御，DNAの完全性や修復，アポトーシスに関与している．Fas（CD95）にCD178が結合したり，I型TNF受容体（CD120a）にTNF-αやリンホトキシンが結合すると，受容体の細胞内ドメインにアダプタータンパク質が結合してカスパーゼ8,10を活性化する．その後，下流のエフェクターであるカスパーゼ3,6,7がアポトーシスを誘導する.

抗体依存性細胞傷害 antibody-dependent cell-mediated cytotoxicity, ADCC　抗体依存性細胞傷害では，抗体が結合した標的細胞の認識が必要であり，大顆粒リンパ球，マクロファージ，顆粒球はFcγ受容体を用いて認識を行う．細胞傷害の方法はエフェクター細胞によって異なり，マクロファージは酵素や活性酸素を用いる一方，大顆粒リンパ球はパーフォリンやサイトカインを用いる.

ナチュラルキラー細胞介在性細胞傷害 NK cell-mediated cytotoxicity　大顆粒リンパ球（NK細胞）による細胞傷害を，ナチュラルキラー細胞介在性細胞傷害という（図3・24）．NK細胞はクラスI MHC分子を発現していない細胞あるいはアロジェニックなクラスI MHC分子を発現した細胞を傷害する．それゆえ，MHC分子の発現を低下させることにより免疫監視機構から逃れようとするウイルスに対して防御線を張っている．細胞傷害の機構は細胞傷害性T細胞と類似しており，顆粒内の成分（パーフォリンやグランザイム）が特に重要であり，これらを利用している.

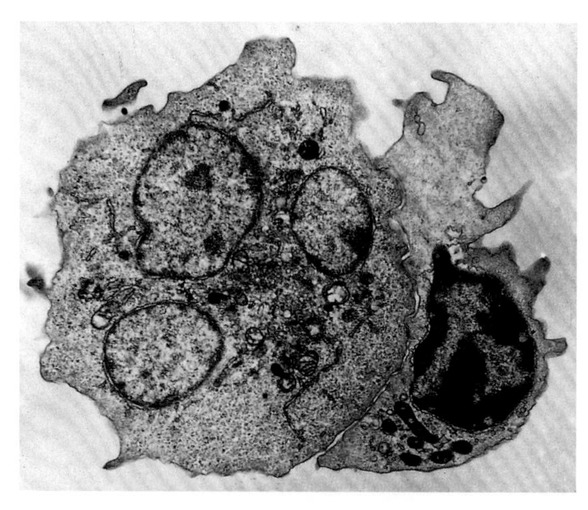

図3・24　標的細胞（右）に結合した大顆粒リンパ球（左）
［P. Penfold氏の厚意により掲載］

好酸球介在性細胞傷害 eosinophil-mediated cytotoxicity　貪食した病原体を破壊する好中球やマクロファージに比べて，好酸球の食作用はわずかで殺傷効果も弱い．しかし，好酸球は顆粒内の物質を放出し，大きな寄生虫にきわめて効率的に傷害を与える分子を遊離する．好酸球はFcεRⅡに結合したIgEなどを介して標的を認識する．好酸球の脱顆粒は，FcεRⅡあるいはFcγRⅡに抗体が結合することにより引き金が引かれる．*in vitro*では，IL-5，TNF，IFN-β，PAFなどによって脱顆粒が起こる．好酸球の顆粒にはホスファターゼ，アリルスルファターゼ，ヒスタミンのほかに，以下の三つの物質が含まれている．

主要塩基性タンパク質 major basic protein, MBP　主要塩基性タンパク質は強塩基性のタンパク質であり，好酸球の顆粒の晶質を成す主要な成分である．分泌される前に可溶化され，寄生虫に対して傷害を与える．図3・25は主要塩基性タンパク質を処理した住血吸虫の幼虫が徐々に傷害を受けていく過程を示したものである．また主要塩基性タンパク質は，アレルギー性の喘息において気管支上皮に傷害を与えたり消失させる．

好酸球カチオン性タンパク質 eoshinophil cationic protein, ECP　好酸球カチオン性タンパク質は，強塩基性の亜鉛を含むリボヌクレアーゼであり，負電荷をもった表面に親和性をもち結合する．住血吸虫の表層に傷害を与える際に特に効果を発揮する．

好酸球ペルオキシダーゼ eoshinophil peroxidase　好酸球ペルオキシダーゼは好中球やマクロファージの産生するミエロペルオキシダーゼとは異なるが，毒性をもつ次亜ハロゲン酸（hypohalite）を産生する点で同じ機能を担っている．

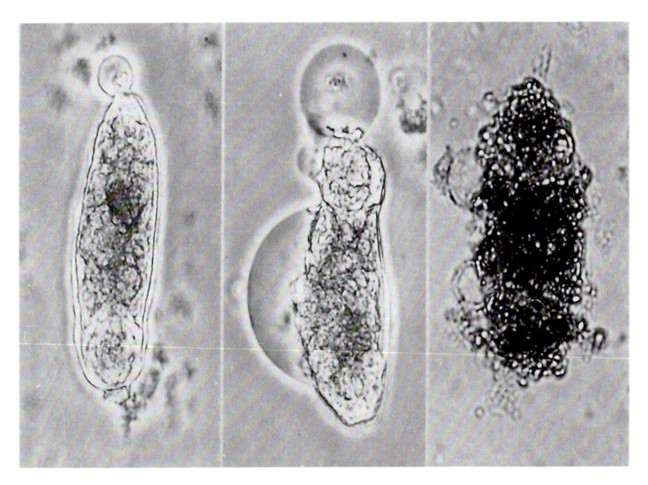

図3・25　住血吸虫幼虫に対する主要塩基性タンパク質の効果
［画像はD. McLaren氏，Janice Taverne氏の厚意により掲載］

炎　症

炎症（inflammation）とは傷害を受けた組織の反応をいい，傷害部位に作用する血清中のタンパク質や免疫系の細胞の作用によってもたらされる．炎症反応は以下の三つの反応によって構成される．

- 傷害を受けた部位への血液供給の増加
- 毛細血管の透過性の亢進
- 血液から組織への白血球の遊走

炎症は，内皮における細胞接着分子の発現，組織や白血球から遊離されるさまざまな炎症性メディエーターによってもたらされる秩序だった過程である．血漿中の酵素系は特に重要な炎症性メディエーターの起源であり，補体系，凝固系，線溶系(プラスミン)，キニン系などの成分が炎症に関与する．また，肥満細胞，好塩基球，血小板から遊離されるメディエーター，炎症局所のさまざまな細胞が産生するエイコサノイドも炎症にかかわる．一般に，好中球は急性期の炎症部位に最初に出現し，その後，免疫系への暴露が起こるとマクロファージやリンパ球が遊走してくる．

血管拡張 vasodilation　血管拡張（図3・26）とは局所の細動脈の拡張であり，ヒスタミンなどのメディエーターが血管壁の平滑筋に作用して起こり，血流を増加させる働きをもつ．

漏出液 transudate　**浸出液** exudate　通常は低分子のみが自由に毛細血管の血管壁を透過する．この血管壁を透過した液体が漏出液である．炎症が起こると，血管内皮細胞は退縮し（図3・26），より高分子量の分子も透過できるようになる．この液体は細胞にも富んでおり，炎症性浸出液という．

炎症性メディエーター inflammatry mediator　炎症性メディエーターには血漿中の

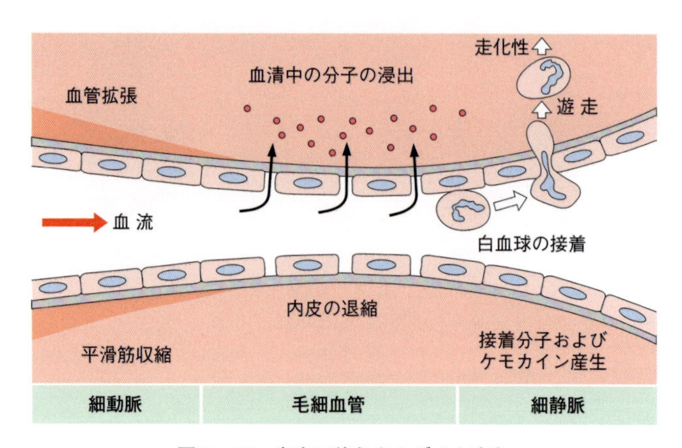

図3・26　炎症に伴うさまざまな事象

表3・2 急性炎症性メディエーター

メディエーター	由 来	作 用
ヒスタミン	肥満細胞 好塩基球	・血管透過性の亢進 ・平滑筋の収縮 ・ケモキネシス
5-ヒドロキシトリプタミン(5HT)＝セロトニン	血小板 肥満細胞（齧歯類）	・血管透過性の亢進 ・平滑筋の収縮
血小板活性化因子（PAF）	好塩基球 好中球 マクロファージ	・血小板から放出されるメディエーター ・血管透過性の亢進 ・平滑筋の収縮 ・好中球の活性化
ケモカイン CXCL8（IL-8） CXCL10（IP-10） CCL2（MCP-1） CCL3（MIP-1α） CCL5（RANTES） CCL11（eotaxin）	さまざまな細胞 内皮細胞 肥満細胞 白血球 組織細胞	・好中球の走化作用 ・T 細胞, マクロファージの走化作用 ・好中球, マクロファージの走化作用 ・顆粒球, マクロファージの走化作用 ・リンパ球の走化作用 ・好酸球の走化作用
C3a	補体 C3	・肥満細胞の脱顆粒 ・平滑筋の収縮
C5a	補体 C5	・肥満細胞の脱顆粒 ・好中球, マクロファージの走化作用 ・好中球の活性化 ・平滑筋の収縮 ・毛細血管透過性の亢進
ブラジキニン	キニン系(キニノーゲン)	・血管拡張 ・平滑筋の収縮 ・血管透過性の亢進 ・疼 痛
フィブリノペプチド，フィブリン分解物	凝固系	・血管透過性の亢進 ・好中球, マクロファージの走化作用
プロスタグランジン E_2（PGE_2）	シクロオキシゲナーゼ経路	・血管拡張 ・ヒスタミン, ブラジキニンによる血管透過性の亢進を増強
ロイコトリエン B_4（LTB_4）	リポオキシゲナーゼ経路	・好中球の走化作用 ・PGE_2 の血管透過性の増強に対して相乗的に作用
ロイコトリエン D_4（LTD_4）	リポオキシゲナーゼ経路	・平滑筋の収縮 ・血管透過性の亢進

酵素系（図3・27）や免疫系の細胞のほかに，病原体由来の物質そのものも含まれる．主要なメディエーターを，表3・2にあげる．

キニン kinin 組織破壊が起こると，キニンが産生される．ブラジキニンはカリクレインが高分子量のキニノーゲンに作用して産生されるノナペプチドである．リシルブラジキニン（カリジン）は組織性カリクレインが低分子量キニノーゲンに作用してつくられる．キニン類は例外的なほど強力な血管作動性のメディエーターであり，血管拡張や毛細血管の血管透過性の亢進をひき起こす．

エイコサノイド eicosanoid エイコサノイドはアラキドン酸からつくられるメディエーターであり，ホスホリパーゼA_2の作用によって膜から遊離される．アラキドン酸は肥満細胞やマクロファージによりつくられ，二つの主要な経路を介してエイコサノイドへ変換される．

プロスタグランジン prostaglandin, PG　トロンボキサン thromboxane, Tx
プロスタグランジンとトロンボキサンは，アラキドン酸にシクロオキシゲナーゼが作用して合成される．これらの物質は炎症を促進するさまざまな作用をもち，他のメディエーターと協同して働く．

ロイコトリエン leukotriene, LT ロイコトリエンはリポオキシゲナーゼ経路によりつくられ，急性炎症のメディエーターとなったり，I型過敏症の後期に作用する重要な因子である．

ホルミルメチオニルペプチド formyl-methionyl(f-Met) peptide ホルミルメチオニルペプチド（ホルミルメチオニルロイシルフェニルアラニンなど）は好中球に対して強力な走化性をもつ細菌由来のペプチドである．細菌では，タンパク質の翻訳はホルミルメチオニンで始まり，真核細胞とは異なる．

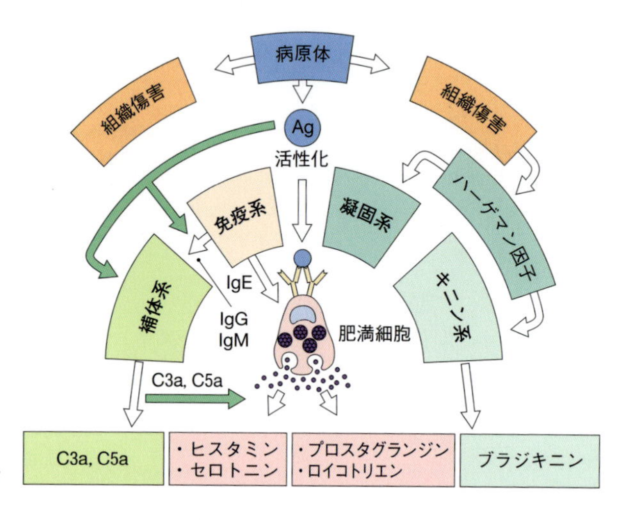

図3・27　血漿中の酵素

細胞遊走のメカニズム

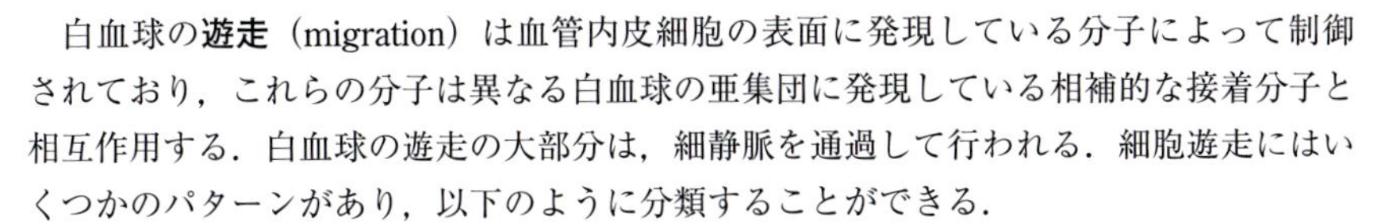

白血球の**遊走**（migration）は血管内皮細胞の表面に発現している分子によって制御されており，これらの分子は異なる白血球の亜集団に発現している相補的な接着分子と相互作用する．白血球の遊走の大部分は，細静脈を通過して行われる．細胞遊走にはいくつかのパターンがあり，以下のように分類することができる．

- リンパ球の二次リンパ組織への移動
- 活性化リンパ球の炎症局所への遊走
- 急性期の免疫応答における好中球の組織への遊走，および慢性炎症部位への単核細胞の遊走

いずれの遊走のパターンも，ケモカインと接着分子の組合わせによって特定できる．内皮を通過する遊走に先だって起こる接着には三つの段階が存在する（図3・28）．

1）速度低下とローリング：接着分子が細静脈内に特異的に発現していると，血液中を流れている細胞に働くずり応力が低下し，白血球は細静脈を越えて遊走する．初期の細胞の速度低下は，おもに白血球表面の糖鎖が内皮細胞上に発現したセレクチン（E–セレクチンなど）と相互作用することによってひき起こされる．

2）トリガリング：速度の低下した白血球は，組織から遊離されたケモカイン，あるいは内皮でつくられたケモカインによって引き金を引かれ，内皮細胞の表面に接着する．ケモカインを介したシグナルは時間とともに大きくなり，細胞が遊走を開始するのに十分な刺激となる．トリガリングは，白血球が内皮に強く接着するのに必要なインテグリンの活性化を誘導する．

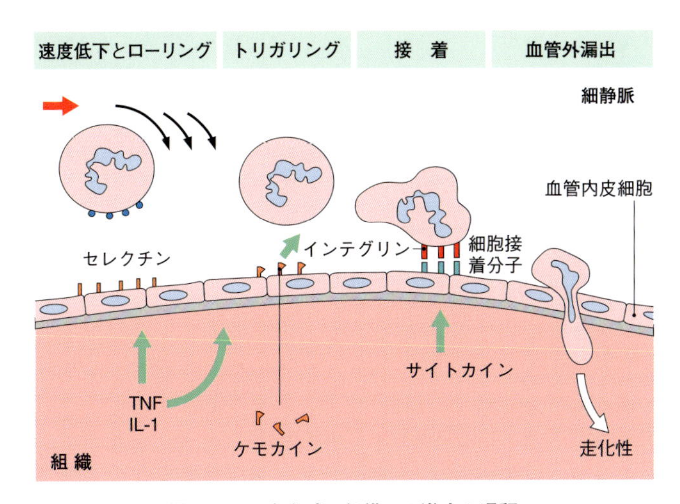

図3・28　白血球の組織への遊走の過程

3) 接　着: 活性化された白血球上にあるインテグリン（LFA-1 など）の血管内皮細胞に対する親和性が上昇し，その結果，白血球は炎症性サイトカインによって内皮細胞に発現誘導された細胞接着分子（ICAM-1 など）と結合できるようになる．インテグリンや細胞接着分子は，それぞれ細胞内の細胞骨格と結合してつながっているため，白血球は内皮を超えて浸潤することができる．図 3・29 は，脳脊髄炎においてリンパ球が脳の内皮に接着している様子を示す．

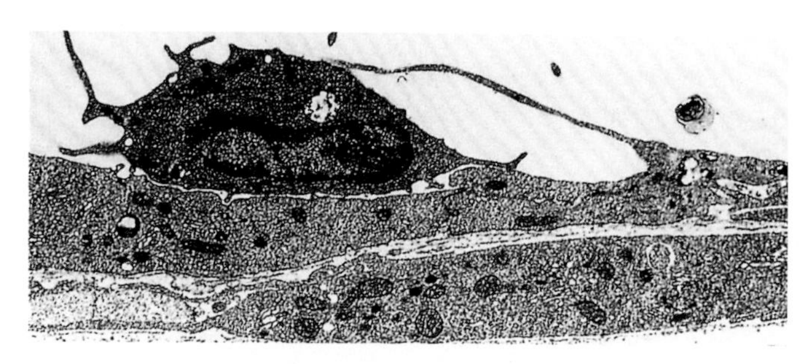

図 3・29　中枢神経内皮におけるリンパ球の接着
［画像は Clive Hawkins 氏の厚意による］

血管外漏出 diapedesis　血管外漏出とは，血管内皮に接着した細胞が内皮を越えて組織へ浸潤する過程をいう（図 3・28）．接着した細胞は内皮細胞間の接合部へ仮足を伸ばし，その隙間に仮足を割り込ませる．もし内皮が連続的なタイトジャンクションを形成している場合には（中枢神経系(CNS)など），タイトジャンクションの近傍で遊走が起こってもそれを通過することはない．遊走した細胞から遊離される酵素は，基底膜を分解する．次に細胞には新しい接着分子が動員され，組織を構築する細胞や細胞外マトリックスの成分と結合する．

走化性 chemotaxis　走化性とは，細胞が炎症性メディエーターに応答して特定の方向性をもって移動することをいう．細胞が C5a，fMLP，ケモカインなどに対する受容体をもっている場合，これらの濃度勾配に対してきわめて感受性であり，濃度の高い方向へ向かって遊走する．

ケモキネシス（化学運動性）chemokinesis　ケモキネシスとは，ヒスタミンなどの炎症性メディエーターによってひき起こされ，細胞のランダムな動きが促進されることをいう．

接着分子 adhesion molecule　接着分子は，いくつかのファミリーに分類される．細胞に恒常的に発現されている接着分子（単核食細胞系のインテグリン CR3 など）もあれば，サイトカイン刺激や細胞の活性化によって発現誘導されるものもある．細胞内に蓄積されていて，素早く細胞表面へ局在を変えることができる接着分子や（好中球の

表3・3 白血球遊走に関与する接着分子

分子	構造	局在	リガンド	機能
P-セレクチン	セレクチン	内皮細胞 好中球 血小板	シアリルルイスX（糖鎖）	・急性炎症 ・好中球の接着 ・止血
E-セレクチン	セレクチン	内皮細胞	シアリルルイスX	・白血球速度低下
L-セレクチン	セレクチン	リンパ球 好中球	シアリルルイスX	・高内皮細静脈への結合 ・速度低下
ICAM-1	免疫グロブリンファミリー	内皮細胞（誘導性）	LFA-1 CR3，CR4	・接着と遊走
ICAM-2	免疫グロブリンファミリー	内皮細胞	LFA-1 CR3，CR4	・接着と遊走
VCAM-1	免疫グロブリンファミリー	内皮細胞（誘導性）	VLA-4 LPAM	・接着
MAdCAM-1	免疫グロブリンファミリー（シアロ糖タンパク質）	リンパ組織内皮	LPAM L-セレクチン	・リンパ球のホーミング
PECAM	免疫グロブリンファミリー	内皮細胞 リンパ球	PECAM	・接着 ・活性化 ・遊走 ・ガイダンス
LFA-1	$\alpha_L\beta_2$インテグリン	白血球	ICAM-1 ICAM-2 CR3	・遊走
CR3	$\alpha_M\beta_2$インテグリン	食細胞	ICAM-1 ICAM-2 iC3b フィブロネクチン	・遊走 ・免疫複合体の取込み
CR4	$\alpha_X\beta_2$インテグリン	食細胞	ICAM-1 ICAM-2 iC3b	・接着 ・免疫複合体の取込み
VLA-4	$\alpha_4\beta_1$インテグリン	リンパ球	VCAM-1 LPAM フィブロネクチン	・炎症局所や高内皮細静脈での接着
LPAM	$\alpha_4\beta_7$インテグリン	リンパ球	MAdCAM-1	・リンパ組織への遊走
GlyCAM-1	シアロ糖タンパク質（可溶型）	高内皮細静脈	L-セレクチン	・接着の制御
PSGL-1	シアロ糖タンパク質	好中球	P-セレクチン	・急性炎症における速度低下
CLA	糖タンパク質	リンパ球	E-セレクチン	・皮膚へのリンパ球の遊走
VAP-1	シアロ糖タンパク質	高内皮細静脈	L-セレクチン	・リンパ球のホーミング
PNAd	シアロ糖タンパク質	高内皮細静脈	L-セレクチン	・リンパ球のホーミング

adhesome に貯蔵された LFA-1 など），新たに合成される接着分子（内皮細胞上の ICAM-1 など）もある．おもな接着分子のファミリーは，表3・3に記す．

セレクチン selectin（CD62）　セレクチンは3種類の接着分子からなるファミリーであり，糖鎖に結合するC型レクチンドメインをもつ．血管内皮細胞上に発現誘導されるP-セレクチンやE-セレクチンは，白血球が内皮細胞に接着する前の速度低下に寄与している．L-セレクチンはリンパ球や好中球に発現しているが，リンパ球では粘膜組織の高内皮細静脈に結合するのに関与している．

血小板内皮細胞接着分子 PECAM（CD31）　血小板内皮細胞接着分子は，血管内皮細胞，血小板，一部の白血球に発現しており，同じ分子どうしで接着をし，組織の完全性を保ち，遊走の際の目印ともなる．

インテグリン integrin　インテグリンはα鎖とβ鎖からなり，いずれも膜貫通型のタンパク質である．ファミリーを形成し，通常α鎖はインテグリンごとに異なっているが，β鎖は他のインテグリンと共有されることが多い．接着分子であり，その結合には2価カチオンを必要とする．マグネシウムイオンが結合すると，インテグリンは高親和性型となる．インテグリンは一つ以上のリガンド結合部位をもつことが多く，それらを介して異なる分子を認識する．インテグリンのいくつかは，リガンド分子上に存在する Arg-Gly-Asp（RGD）配列に結合する．

白血球インテグリン leukocyte integrin　白血球インテグリンはβ_2インテグリン（CD18）を共有する3種類の分子からなるファミリーである．これらの三つとは，白血球が内皮細胞から遊走する際に関与する LFA-1（CD11a/CD18），すべての単核食細胞系の細胞に発現し，炎症局所の内皮細胞上に発現した ICAM-1 に結合する CR3（CD11b/CD18），組織マクロファージに高発現する CR4（CD11c/CD18）である．

最晩期抗原 very late antigen, VLA　最晩期抗原はβ_1インテグリンファミリーのことであり，活性化されたT細胞の後期に発現し，細胞外マトリックスに結合する2種類のインテグリンがよく知られている．VLA-4 は VCAM-1 に結合し，特にリンパ球が皮膚や中枢神経における炎症局所に遊走する際に関与する．

CAM（細胞接着分子） cell adhesion molecule　CAM は免疫グロブリンスーパーファミリーに属する接着分子である．ICAM-1 と VCAM-1 は TNF，IL-1，IFN-γによって炎症局所の内皮細胞上に発現誘導される．一方，ICAM-2 は内皮細胞に常に発現しており，組織を循環する白血球の恒常的な遊走に関与している．MadCAM-1 は粘膜アドレシンとよばれ，L-セレクチンとインテグリンの両方に結合し，粘膜リンパ組織への遊走を制御している．

CD44　CD44 はさまざまな組織に広く発現している接着分子である．異なる複数のスプライシングバリアントが存在し，これによりリガンド結合性などが異なる．内皮を越えた遊走に際して，CD44 は仮足の先端側に局在し，細胞外マトリックスと結合する．

ケモカインとケモカイン受容体

ケモカイン（chemokine）は多数の分子からなるサイトカインファミリーであり，白血球などのさまざまな細胞の走化性を促進し活性化する．ケモカインはその構造から四つのグループ，すなわちα(CXC)，β(CC)，γ(C)，δ(CX3C）に分類される．これらのグループの名称は，一次構造上で保存されたシステイン残基（C）の数と配列に基づいたものである．もともと，これらにはマクロファージ走化性タンパク質（MCP）などの機能を表す名称を付していた．しかし，これらの名称はαケモカインがCXCL1，CXCL2など，βケモカインはCCL1，CCL2などという系統的な名前に統一されたため，MCP-1はCCL2とよばれている．ケモカインのなかには，炎症部位において産生され，白血球が血管内皮細胞を越えて炎症組織へ遊走するのを調節していたり，恒常的に産生されてリンパ組織の特定の領域の間（たとえば，リンパ節内の皮質と胚中心の間）の移動に関与するものもある．図3・30は，ケモカインがどのような白血球を炎症局所へ遊走させるかを示したものである．組織で産生されるTNF-α，IFN-γなどの炎症性サイトカインは，その内皮局所においてケモカイン産生を誘導する．たとえば，CXCR1に作用するCXCL8（IL-8），CCR2に作用するCCL2（MCP-1），CXCR3に作用するCXCL10（炎症性タンパク質10，IP-10）などである．どのようなケモカインが産生されるかは，組織，炎症の種類，免疫応答の種類に応じてそれぞれ異なる．ケモカインは組織の細胞でも産生され，内皮細胞の表面へと輸送される．白血球は集団ごとに異なる一連のケモカイン受容体をもっており，それゆえ組織が異なれば遊走する細胞も異なり，内皮に発現しているケモカインの種類に依存している．

ケモカイン受容体 chemokine receptor　ケモカイン受容体はどのファミリーのケモカインを認識するかによって分類され命名されている．たとえば，αケモカインが結

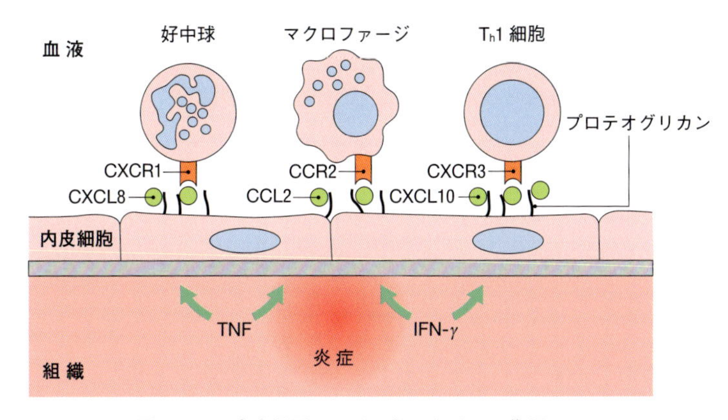

図3・30　炎症局所におけるケモカインの作用

合する受容体はCXCR1，CXCR2などである．ケモカインの多くは異なるいくつかのケモカイン受容体に結合することができ，また受容体の多くはいつくかの異なるケモカインを同時に認識する．さらに，一般に細胞は複数のケモカイン受容体を発現しているので，さまざまなケモカインに応答することができる．体を構成する大部分の細胞は，発生のさまざまな段階において，いくつかのケモカイン受容体を発現するので，発生段階における体の中の細胞の位置を制御することになる．白血球は分化や活性化の状態に呼応してケモカイン受容体の発現を変えるために，炎症性シグナルに対する応答を変化させたり，リンパ組織における局在を変化させることができる．CCR7はT細胞，樹状細胞，B細胞に発現している一方，この受容体と結合するケモカイン（CCL19，CCL21）はリンパ節のT細胞領域にて産生される．その結果，T細胞と樹状細胞は，リンパ節に移入すると，これらの領域で相互作用する．B細胞は，抗原刺激を受けてCCR7を発現し，T細胞領域で相互作用する．図3・31は白血球に発現しているケモカイン受容体の複雑なパターンを簡略化して示しているが，相対的な受容体の発現量も重要な点である．たとえばCXCR3はT細胞に発現しているが，特にT_h1細胞に最も高発現している．

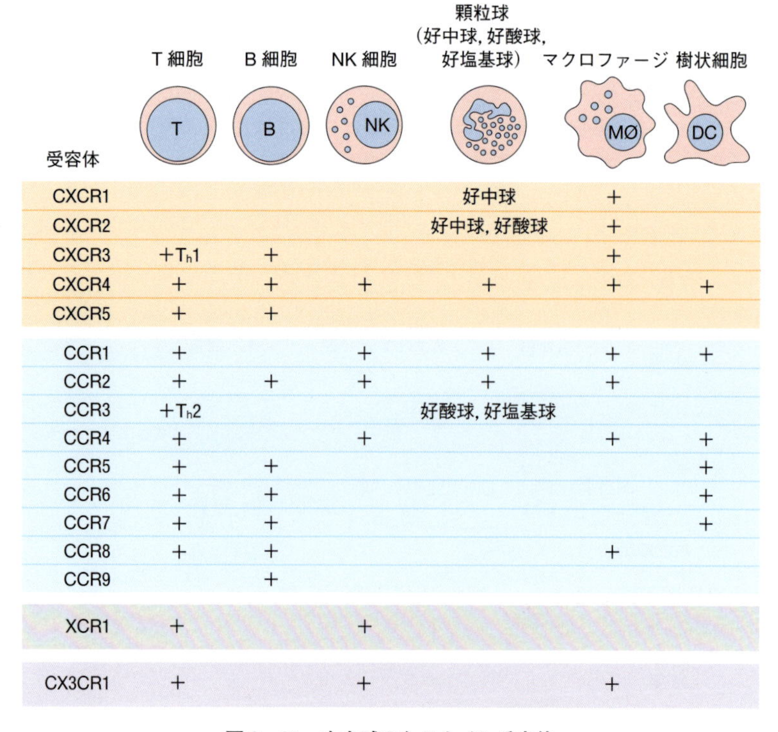

受容体	T細胞	B細胞	NK細胞	顆粒球（好中球，好酸球，好塩基球）	マクロファージ	樹状細胞
CXCR1				好中球	+	
CXCR2				好中球，好酸球	+	
CXCR3	+T_h1	+			+	
CXCR4	+	+	+	+	+	+
CXCR5	+	+				
CCR1	+		+	+	+	+
CCR2	+	+	+	+	+	
CCR3	+T_h2			好酸球，好塩基球		
CCR4	+		+		+	+
CCR5	+	+				+
CCR6	+	+				+
CCR7	+	+				+
CCR8	+	+			+	
CCR9		+				
XCR1	+		+			
CX3CR1	+		+		+	

図3・31　白血球のケモカイン受容体

補　体

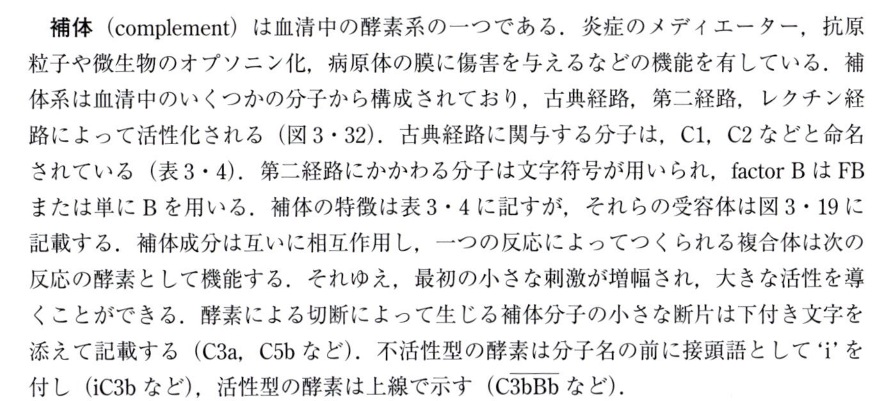

補体（complement）は血清中の酵素系の一つである．炎症のメディエーター，抗原粒子や微生物のオプソニン化，病原体の膜に傷害を与えるなどの機能を有している．補体系は血清中のいくつかの分子から構成されており，古典経路，第二経路，レクチン経路によって活性化される（図 3・32）．古典経路に関与する分子は，C1，C2 などと命名されている（表 3・4）．第二経路にかかわる分子は文字符号が用いられ，factor B は FB または単に B を用いる．補体の特徴は表 3・4 に記すが，それらの受容体は図 3・19 に記載する．補体成分は互いに相互作用し，一つの反応によってつくられる複合体は次の反応の酵素として機能する．それゆえ，最初の小さな刺激が増幅され，大きな活性を導くことができる．酵素による切断によって生じる補体分子の小さな断片は下付き文字を添えて記載する（C3a，C5b など）．不活性型の酵素は分子名の前に接頭語として ‘i’ を付し（iC3b など），活性型の酵素は上線で示す（$\overline{\mathrm{C3bBb}}$ など）．

古典経路 classical pathway　古典経路（図 3・32 黄色の背景で示す）は C1 の一成分である C1q と結合した免疫複合体によって活性化される．C1 は六つの Fc 結合部位をもつ．C1q は C1r と C1s を切断するが，活性化された C1s は C4 から C4a，C2 から C2b を切り出し，$\overline{\mathrm{C4b2a}}$ ができる．これが次に C3 を切断する．

第二経路（代替経路） alternative pathway（プロペルジン経路 properdin pathway，増幅ループ ampification loop）　第二経路は適切な細胞表面あるいは微生物由来の分子などの存在下で活性化される（図 3・32 紫の背景で示す）．C3b は H あるいは B のいずれかと結合することができる．通常は C3b は H と結合し，I によって不活性化される．しかしアクチベーターが存在すると B が結合し，B は D によって酵素的に切断され Ba が遊離し，$\overline{\mathrm{C3bBb}}$ が生成する．この $\overline{\mathrm{C3bBb}}$ は C3 を切断できる．この経路は，より多くの C3b を産生するための増幅フィードバックループを形成している．

レクチン経路 lectin pathway　レクチン経路（図 3・32 青色の背景で示す）は細菌の糖鎖に結合するマンナン結合レクチン（MBL）あるいはフィコリンによって活性化される．

C3 コンバターゼ C3 conbertase　C3 コンバターゼおよび $\overline{\mathrm{C3bBb}}$，$\overline{\mathrm{C4b2a}}$ は，C3 に作用して C3a を切り出し C3b を残す．C3b は不安定な活性基をもち，近傍に存在する分子の OH 基あるいは NH_2 基と反応して共有結合を形成する．C3 コンバターゼと一緒になった C3b（$\overline{\mathrm{C3bBb3b}}$ など）は，C5 を切断する．

細胞溶解経路 lytic pathway　細胞溶解経路（図 3・32 オレンジ色の背景で示す）では，C5b が細胞膜上に結合すると活性化され，これに C6, C7, C8, C9 が結合することにより膜侵襲複合体を形成する．

膜侵襲複合体 membrane-attack complex, MAC　膜侵襲複合体は C5b678 と C9 多量体によってつくられる構造体であり，標的細胞の膜を貫通する穴を開けることにより，

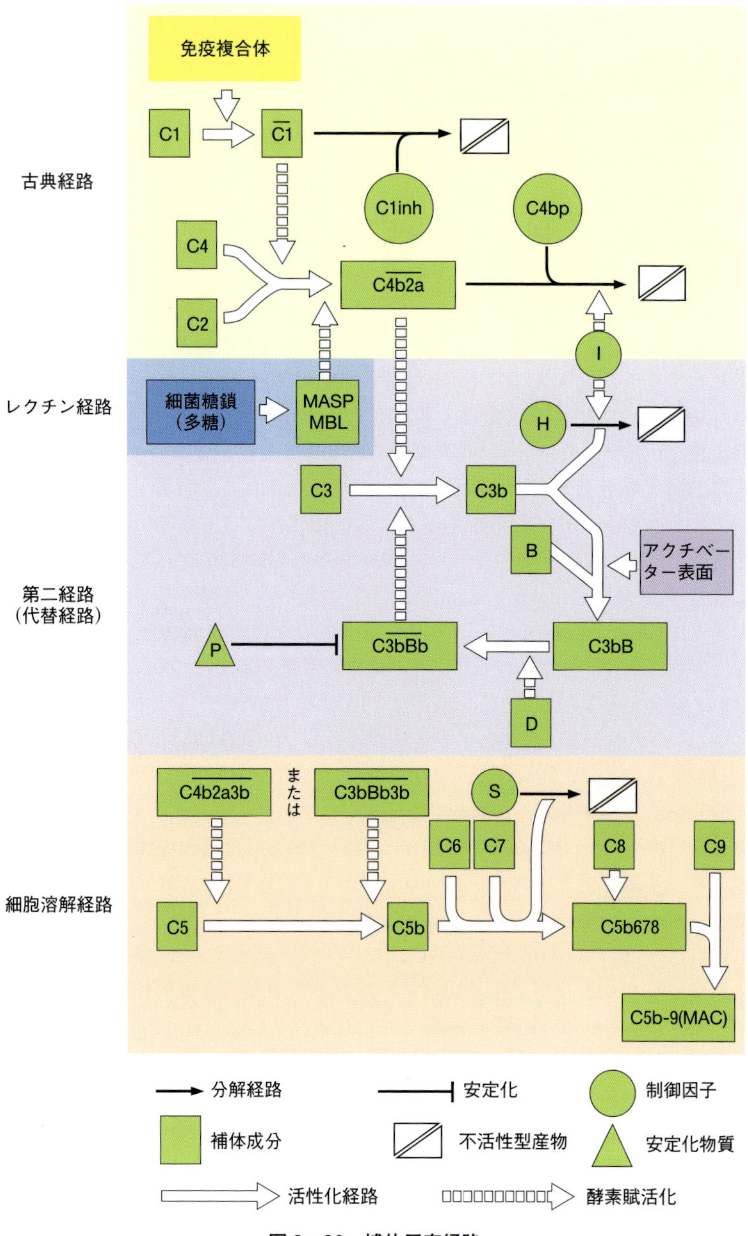
免疫複合体
C1
C1
古典経路
C1inh
C4bp
C4
C2
C4b2a
I
レクチン経路
細菌糖鎖
（多糖）
MASP
MBL
H
C3
C3b
B
アクチベーター表面
第二経路
（代替経路）
P
C3bBb
C3bB
D
C4b2a3b
または
C3bBb3b
S
C6
C7
C8
C9
細胞溶解経路
C5
C5b
C5b678
C5b-9(MAC)
分解経路
安定化
制御因子
補体成分
不活性型産物
安定化物質
活性化経路
酵素賦活化

図 3・32　補体反応経路

浸透圧により細胞内の物質を漏出させる．

補体結合 complement fixation　補体結合とは補体の活性化のことであり，活性化された補体成分が免疫複合体や細胞表面に沈着することをさす．C3b や C4b は近傍にある分子に結合して，分子内のチオエステル結合を切断し，OH 基や NH_2 基と容易に反応する官能基によって共有結合を形成する．共有結合が形成されない場合には，この

表3・4　補　体　成　分

補体成分	分子量 (kDa)	血中濃度 (μg/mL)	サブユニット数	機　能
C1q C1r C1s	410 83 83	150 50 50	18 1 1	Ca 依存性の複合体 $C1qC1r_2C1s_2$ を形成する．C1q は Ig 複合体と結合し古典経路を活性化する．
C4 C2	210 115	550 25	3 1	古典経路の分子で，C1s により活性化され C4b2a の C3 コンバターゼとして機能．
C3	180	1200	2	活性化 C3 (C3b) は標的に結合してオプソニン化し，細胞溶解性の反応を活性化する．C3a は肥満細胞の脱顆粒と平滑筋の収縮をひき起こす．iC3b, C3d, C3e, C3g は C3b の分解産物である．
C5	180	70	2	細胞膜上の C5b は細胞溶解を開始する．C5a がマクロファージや好中球を遊走させ，平滑筋の収縮，肥満細胞の脱顆粒，血管透過性の亢進をもたらす．
C6 C7 C8 C9	130 120 155 75	60 50 55 60	1 1 3 1	C5b 存在下で会合する細胞溶解経路の成分であり，膜侵襲複合体を形成し細胞溶解をもたらす．
B D	95 25	200 10	1 1	B は第二経路アクチベーター存在下で C3b と結合し，血清中の活性型酵素 D によって分解され，C3 コンバターゼ C3bBb を生じる．
P(プロペルジン)	185	25	4	C3bBb を安定化し，増幅ループの活性を増強する．
MBL	540	1	18	細菌の糖鎖に結合し MASP-2 を活性化する．
MASP-1 MASP-2	90 90	7 7	1 1	MASP-1 および MASP-2 を活性化し，C4 および C2 を活性化する．
C4bp H(β_1H) I(C3bina)	550 150 100	250 500 30	7 1 2	C4bp は C4b に，H は C3b とそれぞれ結合し，I のコファクターとして機能する．I は C3b および C4b を切断し不活性化する．
C1inh	100	185	1	$C1r_2$ および $C1s_2$ に結合し不活性化する．
S タンパク質 (ビトロネクチン)	83	505	1	C5b-7 に結合し膜への傷害を阻止する．

官能基は加水分解によって素早く壊れてしまう．それゆえ，補体は活性化された近傍にのみ沈着する．

近隣細胞溶解（バイスタンダーリシス）bystander lysis　補体が活性化された細胞のきわめて近傍にいる細胞に起こる現象であり，活性化された成分が近傍の細胞に沈着し，それによって細胞溶解が起こる．

アナフィラトキシン anaphylatoxin　アナフィラトキシンのC3aおよびC5aは，C3およびC5のα鎖のN末端部分が切り出された断片であり，肥満細胞の脱顆粒，平滑筋の弛緩，毛細血管の透過性の亢進をひき起こして炎症をもたらす．C5aは好中球や単球の走化性因子でもある．このようなペプチドの作用は，アナフィラトキシー反応の一部を模倣している．基本的に血清中のカルボキシペプチダーゼによって，これらのペプチドからC末端のアルギニンが除去されると，不活性型となる．

マンナン結合レクチン mannan-binding lectin, MBL　多価の多量体を形成し，C1qに類似のコレクチンファミリーに属するパターン認識受容体である．細菌や真菌の糖鎖を認識し，レクチン経路を活性化する．マンナン結合レクチンが欠損すると，幼児期に呼吸器系の感染をしばしばひき起こす．

補体活性化の制御 control of complement activation　補体活性化の制御は，酵素によって活性化されたコンバターゼの自然崩壊や，表3・4にあげたさまざまな阻害物質や失活剤を介して行われる．膜に作用する分子もまた，補体の分解速度を変化させる（CR1およびDAFはC3bBbの分解を促進する）．

崩壊促進因子 decay-accelerating factor, DAF（CD55）　**メンブランコファクタータンパク質 membrane cofactor protein, MCP（CD46）**　崩壊促進因子およびメンブランコファクタータンパク質は多くの哺乳動物細胞の表面に通常に存在しており，第二経路の活性を制限したり，C5コンバターゼの会合を抑制する．

プロテクチン protectin（CD59）　プロテクチンは膜タンパク質であり，宿主細胞にC5b678が結合されても，C9の多量体形成を抑制することにより細胞溶解から守る働きをもつ．

発作性夜間ヘモグロビン尿症 paroxysmal nocturnal hemoglobinuria, PNH　発作性夜間ヘモグロビン尿症は，第二経路によって赤血球の分解が起こることによりひき起こされる．患者の赤血球には，補体制御タンパク質の特に崩壊促進因子が欠損している．

遺伝性血管浮腫 hereditary angioedema　遺伝性血管浮腫はC1インヒビター（C1inh）を欠損する遺伝性疾患である．C2の局所における活性化が制御できず，C2からキニンへ変換し局所的に血管浮腫の病状を呈する．

免 疫 調 節

免疫応答は，第一に抗原と共刺激シグナルにより制御され，第二にリンパ球，抗原提示細胞，組織の細胞の相互作用によって支配される．抗原は免疫応答の初期のイニシエーターであり，リンパ球を活性化する最初のシグナルは，抗原あるいは抗原-MHC分子である．事実，免疫系は抗原を排除するためのホメオスタシスの構成単位として捉えることができる．抗原の必須の役割は，細胞レベルで観察される．たとえば，抗原-MHC 分子複合体がT細胞を活性化しサイトカイン受容体の発現を誘導するが，抗体あるいはエフェクターT細胞によって抗原が除去されると，イニシエーターとしての主要な刺激がなくなり，免疫応答は収束する．

危険信号 danger signal　リンパ球が活性化される際に，抗原の刺激と危険信号（共刺激）の両方のシグナルが必要である．二つのシグナルが両方必要であるため，自己免疫のような望ましくない免疫反応を阻止するのに有効である．実際に，危険信号は微生物由来の分子を認識するToll 様受容体などのパターン認識受容体を介して伝達される．

抗体媒介性免疫調節 antibody-mediated immunoregulation　抗体はさまざまな方法で抗体産生を調節している．その典型として，IgM 抗体は特異的な抗体産生を促進するのに対し，IgG 抗体はさらなる合成を抑制する．そのメカニズムとして，① 分泌された抗体が抗原と結合することにより，活性化されたリンパ球上の抗体（膜型 Ig）に結合することを抑制する（図3・33左），② B細胞上のFc受容体（FcγRⅡb）に結合することによりFc受容体と膜型Igの架橋をもたらし，ホスファターゼSHP-1を介して抑制シ

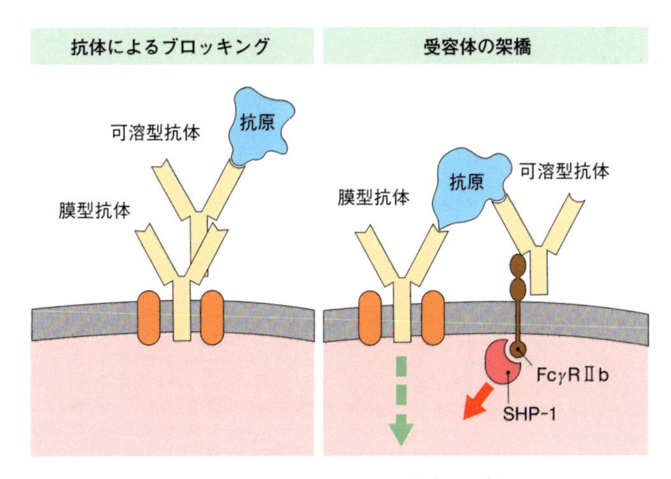

図3・33　抗体による抗体産生の調節

グナルを送る（図 3・33 右），③ 免疫複合体の形成を促進し抗原を胚中心へ局在させることにより，抗体のクラススイッチを促進し記憶 B 細胞の産生を誘導する．

免疫複合体媒介性免疫調節 immune complex-mediated immunoregulation　IgG を含む免疫複合体は，図 3・33 に示すような機構によって，B 細胞の活性化を抑制するのが一般的である．それに対して，IgM の免疫複合体は，B 細胞の活性化を促進する働きをもつ．実際に，免疫応答の初期の段階に形成される IgM の免疫複合体は免疫応答を促進する一方，クラススイッチ後に産生される IgG の複合体は反応を抑制する．

T_h1 型, T_h2 型反応 T_h1-, T_h2-type response　T_h1 細胞は細胞性免疫を促進するのに対して，T_h2 細胞は IgE を含む抗体産生を促進する（図 3・34）．さらに，それぞれの免疫応答は，もう一方の反応を抑制する．T_h1 細胞で産生される IFN-γ は T_h2 細胞および T_h17 細胞の増殖を抑制するのに対し，マクロファージから産生される IL-12 や IL-18 は T_h1 細胞の分化を促進する．逆に，T_h2 細胞から分泌される IL-10 は T_h1 細胞におけるサイトカイン産生を抑制し，IL-13 はマクロファージのサイトカイン産生を阻害する．

調節 regulation　**抑制** suppression　機能的に定義された一連の制御性 T 細胞（Treg 細胞）は，他のリンパ球の活性を調節している．（当初，$CD8^+$ サプレッサー T 細胞がこの機能を担っていると考えられていたが，Treg 細胞の大部分は CD4 陽性であ

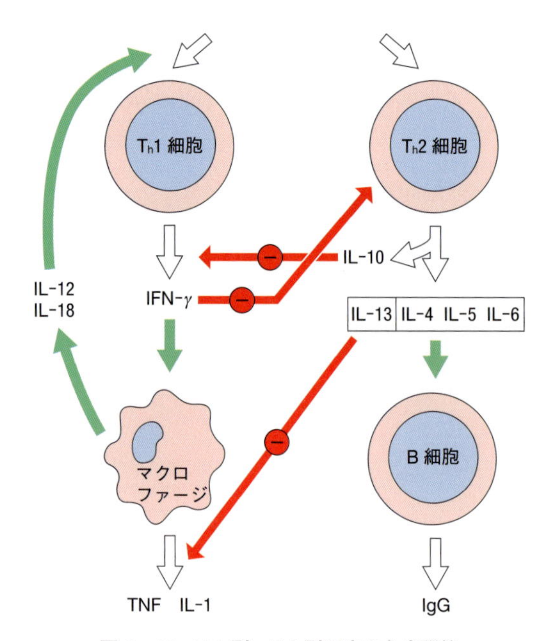

図 3・34　T_h1 型，T_h2 型反応の免疫調節

る）．Treg細胞は胸腺で分化するか，免疫応答の際に末梢組織で誘導される（誘導性Treg細胞）．Treg細胞は，末梢に存在するT細胞の5〜10％を占める．調節機能は積極的な過程であり，T細胞を介した免疫寛容とは区別される．Treg細胞を欠損した動物では，腸管や内分泌器官において重篤な炎症をひき起こし自己免疫になりやすい．Treg細胞の作用は，次のメカニズムのいくつか，あるいはすべての総和である．

① 樹状細胞の共刺激活性の低下
② 抗炎症性サイトカイン（IL-10，TGF-β，IL-35）の遊離
③ 免疫応答機序の調節（図3・34）
④ IL-2の消費
⑤ ヘルパーT細胞および細胞傷害性T細胞に対する直接的な細胞傷害活性

組織依存的調節 tissue-dependent regulation　組織における免疫応答は，制御性のサイトカイン（IL-10，TGF-βなど），エイコサノイド，直接的な細胞間相互作用によって調節されている．制御性の分子は，以下の通りである．

CD47　CD47は広く分布している膜貫通型のタンパク質であり，シグナル抑制性調節タンパク質α（SIRPα）のリガンドである．SIRPαはホスファターゼであるSHP-2を細胞膜にリクルートし，リンパ球活性化を抑制する．

フラクタルカイン fractalkine（CX3CL1）　フラクタルカインは膜型あるいは分泌型で産生されるケモカインの一種であり，ケモカイン受容体CX3CR1に作用する．可溶型は走化性因子として作用するが，膜型はその作用をもたない．神経に存在し，中枢系のミクログリアの活性を抑制する．

CD200　CD200は二つの免疫グロブリンドメインをもつ免疫グロブリンスーパーファミリーに属する分子であり，ケラチノサイトやランゲルハンス細胞に発現している．CD200は骨髄系細胞に発現している受容体CD200R1に結合し，その活性化を抑制する．

ネットワーク仮説 network hypothesis　ネットワーク仮説とは，他のリンパ球の抗原受容体のイディオタイプが認識されることによって，あるいはイディオタイプをもつ抗体によって，リンパ球の活性が調節されるという仮説である．このような調節は抗原やサイトカインによって媒介される調節の二次的なものであり，免疫応答の多重性によるものである．もしリンパ球のいくつかのクローンが抑制されれば，これらが担う機能を他のクローンによって代替できる．

精神免疫学 psychoimmunology　精神免疫学とは免疫学の一部であり，神経系，内分泌系，免疫系の相互関連性に関する領域である．

疾病行動 sickness behavior　疾病行動は，感染患者の行動の変化（食欲の減退，運動の低下，睡眠の延長など）を記述したものである．これらの変化の多くは，脳におけるIL-1の作用によるものである．IL-1は視床下部の体温調節中枢に作用し，発熱をひき起こす．またIL-1は食欲の減退をひき起こし，徐波睡眠をもたらす．

免疫応答の神経内分泌性調節 neuroendocrine regulatoin of immune response　免疫応答の神経内分泌による調節は（図 3・35），特に副腎皮質ステロイド産生を介した免疫反応や炎症反応の減退に重要である．

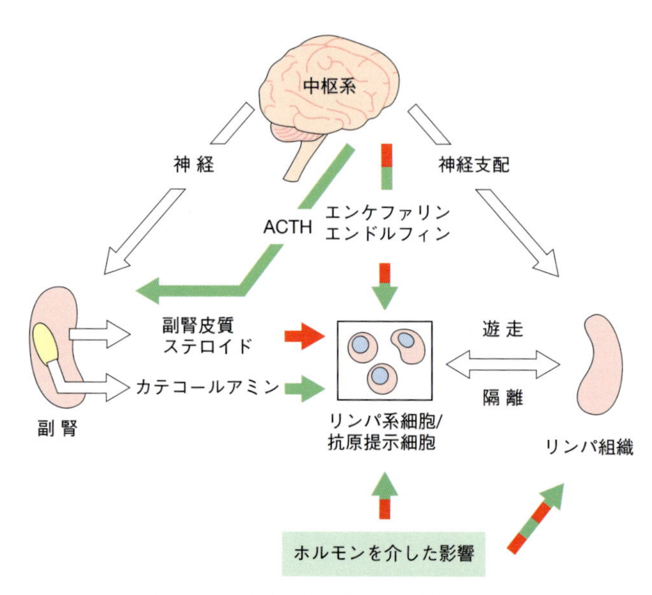

図 3・35　免疫応答の神経内分泌性の調節

リンパ組織の神経支配 innervation of lymphoid tissue　胸腺，脾臓，リンパ節など，これらすべての組織はノルアドレナリン作動性交感神経の支配を受けており，リンパ組織を介して血流を調節しリンパ球の輸送に影響する．リンパ組織の除神経によって免疫応答を調節することができる．

下垂体 pituitary　**副腎系** adrenal axis　ストレスは下垂体から副腎皮質刺激ホルモン（ACTH）の分泌を誘導する．ACTH は糖質コルチコイドの分泌を誘導し免疫抑制的に働く．またリンパ球は，副腎皮質刺激ホルモン放出因子に応答して，ACTH を産生する．さらに副腎髄質はカテコールアミンを遊離し，白血球の遊走パターンやリンパ球の応答性を変化させる．

内分泌および神経ペプチドによる調節 endocrine and neuropeptide regulation　リンパ球は，インスリン，チロキシン，成長ホルモン，ソマトスタチンなどの多くのホルモンに対する受容体をもっている．これらのホルモンは，エンケファリンやエンドルフィンのようにストレスの負荷を受けて分泌され，複雑かつ濃度依存的に T 細胞や B 細胞の機能を調節する．

寛　容

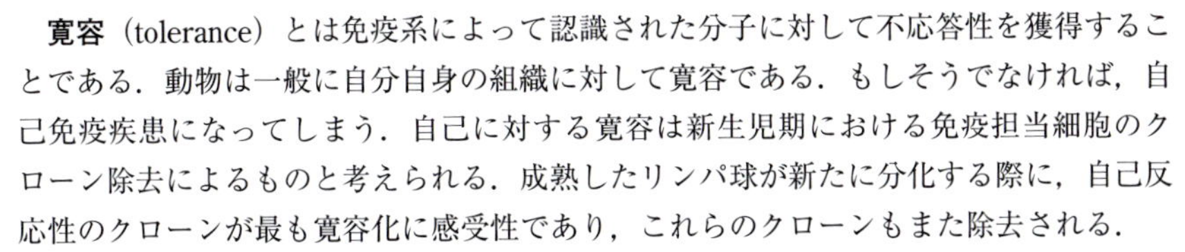

寛容（tolerance）とは免疫系によって認識された分子に対して不応答性を獲得することである．動物は一般に自分自身の組織に対して寛容である．もしそうでなければ，自己免疫疾患になってしまう．自己に対する寛容は新生児期における免疫担当細胞のクローン除去によるものと考えられる．成熟したリンパ球が新たに分化する際に，自己反応性のクローンが最も寛容化に感受性であり，これらのクローンもまた除去される．

新生児免疫寛容 neonatal tolerance　新生児は，免疫系が全般にわたって未熟であるがゆえに,寛容の誘導に対して感受性が高い．結果,この時期に誘導された寛容はずっと維持される．

中枢性免疫寛容 central tolerance　中枢性免疫寛容は，リンパ球の分化の過程において寛容が誘導されることをいう．自己反応性のT細胞は胸腺内で除去され，自己反応性のB細胞は骨髄で除去される．

末梢性免疫寛容 peripheral tolerance　末梢性免疫寛容とは，一次リンパ組織に存在していない抗原に対する寛容，あるいは一次リンパ組織において低親和性の受容体しか存在しない場合の寛容を維持するために必要なメカニズムである．

B細胞の免疫寛容 B-cell tolerance　一般に成熟した細胞に比べて，未成熟の細胞は寛容の誘導に対してより感受性であり，より少量の寛容原でも免疫寛容が誘導される．寛容の誘導には，抗原の量とどのように抗原が提示されたかが重要である．自己反応性のB細胞は，骨髄あるいは二次リンパ組織において分化する際にBcl-2を発現できないために，アポトーシスによって死滅する．骨髄では，自己反応性のB細胞は新しい軽鎖遺伝子の再構成を行い抗体の特異性を変えることによって，除去されないようになる．また，B細胞は不完全な活性化シグナルを受取ると，自己抗原に対してアネルギー（不応答）になる．そのような細胞は細胞表面のIgMの発現量を減少させる一方，IgDの発現は維持される．

T細胞の免疫寛容 T-cell tolerance　B細胞に比べて，T細胞はより容易に寛容を導く．寛容が成立すると，T細胞の寛容の期間はB細胞の寛容よりもより長期間維持される．胸腺でT細胞が分化する際に未成熟のT細胞は除去されるが，親和性の低い受容体をもつT細胞は除去されずに生存する．成熟T細胞は，どのように抗原が提示されるかによって（たとえば共刺激シグナルがない場合）アネルギーになることができる．B細胞はT_h2細胞のヘルプが必要であるため，結局，B細胞の寛容はT細胞の寛容の結果いかんで決まる．

スーパー抗原 superantigen　スーパー抗原は，強力にMHC分子と結合しT細胞のクローン除去を誘導する抗原のことである．このスーパー抗原は,T細胞レパートリーを調節する能力をもつ．

高域寛容 high-zone tolerance　**低域寛容** low-zone tolerance　寛容は高濃度の抗

原（high zone）によって最も効率よく誘導され，B 細胞が寛容となる．これを高域寛容という．しかし，抗原の濃度が抗原性を示すぎりぎりの濃度（low zone）であった場合もまた，T 細胞は寛容となる．これを低域寛容という．

粘膜免疫寛容 mucosal tolerance　**経口免疫寛容** oral tolerance　エアゾル化した抗原が鼻粘膜を介して抗原提示される場合，あるいは食物として腸管粘膜を介して抗原提示される場合（経口免疫寛容），多くの抗原は免疫応答を誘導することができない．その効果は，感作の際の抗原量と感作の頻度に依存する．この効果は，抑制性サイトカインの産生や Treg 細胞の活性と T_h2 細胞が担う免疫応答のバランスに依存する．

免疫偏向 immune deviation　免疫偏向とは，免疫応答を一つのモードから他のモード（T_h1 から T_h2 など）へスイッチすることを目的とした処置をいう．

寛容の機構 tolerance mechanism　いくつかの機構によって，自己組織に対する免疫寛容が維持されている（図 3・36）．

・抗原の免疫系からの隔離
・中枢および末梢における B 細胞および T 細胞の寛容の誘導
・抗原提示細胞による自己抗原のプロセシングと提示の欠如
・抗原提示細胞における共刺激分子の欠如
・IL-10 や TGF-β などの抑制性サイトカイン
・制御性 T 細胞の直接的および間接的な作用

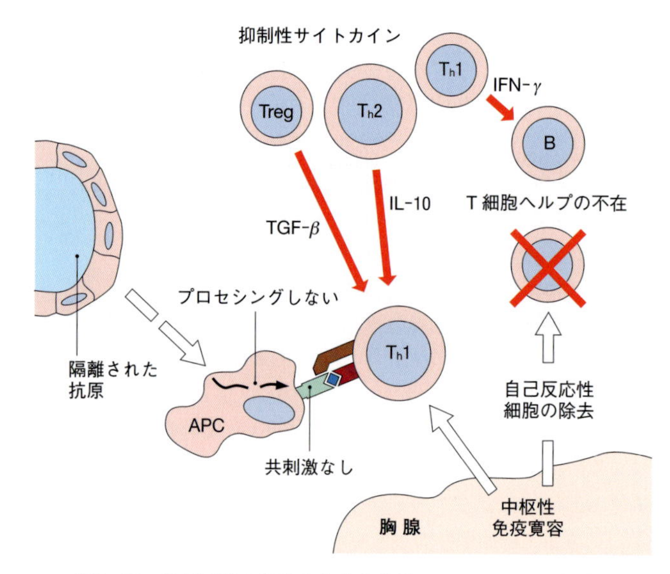

図3・36　自己寛容の維持のための機構　T_h：ヘルパーT細胞，Treg：制御性 T 細胞，B：B 細胞，APC：抗原提示細胞

免疫応答における遺伝的多型

どのような遺伝的な背景をもっているかによって，個々の免疫応答能は異なってくる．遺伝的背景には，免疫系の特定の分子の機能を阻害する変異と，免疫応答の質に影響する変異（多型）がある．多型は集団内でしばしば安定であり，多くの個体はさまざまなバリアントをもつ一方，変異は有害であり進化の過程で消失することが多い．*MHC* はすべての遺伝子座のなかで最も多くの多型をもち，MHC 分子のバリアントによって抗原提示能が異なるため，免疫応答に差異があり病気に対する感受性も異なる（表 3・5）．

表 3・5　*HLA* の多型と疾病に対する抵抗性

疾　病	抵抗性のハプロタイプ	集　団
HIV/AIDS	*B53*	米国，ラテンアメリカ系
	*DRB1*01*	ケニア
	B44	中 国
B 型肝炎	*DRB1*1301*	ガンビア，ドイツ
	DR9	韓 国
	*DRB1*1201*	中 国
熱帯熱マラリア原虫	*B35*	マ リ
	B53	ガンビア
結 核	*DRB1*13*	ポーランド
	*DRB1*11*	中 国

MHC に存在する多型は特定の感染，すなわち現存する病原体や歴史上で流行した感染症に対して，抵抗性を示すバリアントの選択に影響すると考えられる．それゆえに，特定の *MHC* 遺伝子が，ある感染症に対して抵抗性をもつという報告があるかもしれない．実際に，ある *MHC* のハプロタイプが，感染症あるいは自己免疫疾患に対する感受性と相関するという報告は多数ある．このような先入観はしばしばみられる．なぜなら，病気と *MHC* との正の相関を見いだそうと思えば探すことができるし，その結果を論文に発表することは容易だからである．大切なことは，個々の *MHC* 遺伝子（あるいはハプロタイプ）と病気に対する相対的なリスクは，調査された集団や病気のパターンに依存しているということである．病気に対する感受性は，その集団における他の複数の遺伝子によって変化するかもしれないし，場合によっては病原体の株の違いによってある *MHC* 遺伝子の防御能に違いがあるかもしれない．ほかにも多型が存在する場合，抗原が異なると別の応答性を示すこともある．たとえば，TNF-α のバリアントはハンセン病や重篤な脳性マラリアに感染しやすい．

免疫応答遺伝子 immune response（Ir）gene　免疫応答遺伝子は，特定の抗原に対する抗体産生を支配する遺伝子として，近交系マウスにおいて最初に同定された．最も重要な Ir 遺伝子がコードしていたタンパク質はクラスⅡMHC 分子であり，ヘルパーT 細胞に抗原提示をする分子である．クラスⅠMHC 分子は細胞傷害性 T 細胞への抗原提示を担っており，ウイルス感染に対する抵抗性に関与している．種類は限られてはいるが，抗原のプロセシングや抗原提示を調節する *MHC* 遺伝子（*DM*，*TAP* など）にも多様性が存在する．抗原受容体の特定のハプロタイプをコードする遺伝子（*IGH* や *TCR*）は，自己免疫に対する感受性だけでなく外来性抗原に対する応答性の制限にも関連していることが知られている（下の**クローン制限**を参照）．重要な多型は，タンパク質をコードするエキソン部分に限定されない．たとえば，TNF-α のプロモーターは NZW マウスの自己免疫に関連しているし，クラスⅡ*MHC* 遺伝子のプロモーターは系統によって異なるために IFN-γ に対する応答性が異なる．

レパートリー repaetoire　レパートリーとは，免疫系によって産生される抗原受容体全体の総計である．初期のレパートリーは TCR や抗体 H 鎖や L 鎖をコードする遺伝子によってある程度決められている．

クローン制限 clonal restriction　クローン制限とは，限られた数のクローンによってひき起こされる免疫応答のことをいう．Ig^a ハプロタイプマウスにおけるホスファチジルコリンに対する一次免疫応答は，T15 イディオタイプが優先的に用いられる．また，T 細胞の応答もクローン制限が存在しており，ある系統がもつ特定の MHC 分子によって抗原提示が行われたりする．

Biozzi マウス Biozzi mouse　Biozzi マウスとは，一つの抗原（当初はヒツジ赤血球）に対して高い抗体産生，あるいは逆に低い抗体産生をするように育てられた系統のマウスである．少なくとも 10 種類の非 *MHC* 遺伝子が応答性を調節している．高応答性か低応答性であるかは，マクロファージがどのように抗原を処理するかによって異なり（図 3・37），低応答性の場合，マクロファージは抗原を素早く分解してしまい，その分解産物をうまく抗原提示できない．

マクロファージの機能	低応答性	高応答性
1. 抗原取込み	+++	+
2. リソソーム酵素の活性	+++	+
3. 抗原の細胞内での分解	+++	+
4. 抗原の細胞表面への提示	+	+++

図 3・37　Biozzi マウスにおけるマクロファージの機能

免疫抑制

免疫抑制（immunosuppression）とは免疫応答を減弱させるための処置をさす語句であり，特に移植手術で移植拒絶を阻止するためや自己免疫疾患を制御する際に用いられる．薬剤投与による免疫抑制の多くは抗原特異的ではないが，他の組織に比べて免疫系により強い効果をもつ薬剤もある．

ステロイド steroid　糖質コルチコイド，副腎皮質ステロイド，合成ステロイド（デキサメタゾンなど）などのステロイドは，多くの免疫抑制効果と抗炎症作用を示し，特にマクロファージが感受性が高い．ステロイドはアラキドン酸の遊離を阻害し，それに伴うエイコサノイドの産生を減少させる．また，中性プロテアーゼや IL-1 の分泌を抑制する．ステロイドは抗原提示を抑制し一次抗体産生を阻害するほか，循環している T 細胞の数を減少させる働きもある．

アザチオプリン azathiopurine　**6-メルカプトプリン 6-mercaptopurine**　アザチオプリンと 6-メルカプトプリンはプリンアナログ（類似化合物）であり，小リンパ球や分裂中の細胞に作用してエフェクター細胞への分化を抑制する．単球の数が減少し，NK 細胞の活性も抑制される．

シクロホスファミド cyclophosphamide　**クロラムブシル chlorambucil**　シクロホスファミドとクロラムブシルはアルキル化剤であり，DNA に傷害を与え DNA の複製を阻害する．おもにリンパ球に作用して抗体産生を強く阻害するが，食細胞に対しては影響は少ない．実験的には，シクロホスファミド処理により B 細胞の受容体のターンオーバーが阻害される．

メトトレキセート methotrexate　メトトレキセートは葉酸のアナログであり，DNA 合成と修復を阻害してリンパ球の増殖を抑制する．

ミコフェノール酸 mycophenolate　ミコフェノール酸はグアノシンの合成を阻害する．リンパ球は特にこの薬剤による阻害に対して感受性が高い．

シクロスポリン A cyclosporin-A　シクロスポリン A は真菌の代謝産物であり，T 細胞によるサイトカイン（特に IL-2）産生，ならびに IL-2 受容体の発現を阻害する．この二つの反応はリンパ球活性化の初期の反応である．しかし，リンパ芽球には作用せず，抗有糸分裂作用は示さない．この薬剤は急性期の拒絶反応に対して用いられるが，徐々に以下に示す毒性の弱い薬剤（タクロリムスとラパマイシン）に取って代わっている．

タクロリムス tacrolimus（FK506）　タクロリムスは細菌由来のマクロライド系薬剤であり，T 細胞受容体からのシグナル伝達に必須な酵素であるカルシニューリンに作用して，T 細胞の活性化と IL-2 の転写を阻害する．

ラパマイシン rapamycin　T 細胞増殖因子は T 細胞の細胞周期を促進する活性をもつが，ラパマイシンはその作用を阻害する．ラパマイシンとタクロリムスは同一の受容体に結合するが，薬理作用のメカニズムは両者で異なっている．

アンタゴニストペプチド antgonist peptide　アンタゴニストペプチドは特定のハプロタイプのMHC分子に結合するペプチドアナログのことである．これらは実験的に自己免疫状態を寛解するツールとして用いられてきた．MHC分子の抗原結合部位を占有することにより，自己抗原ペプチドが結合するのを阻害する．

表3・6　治療に用いられるモノクローナル抗体

抗　体	型	標的分子	治療対象
バシリキシマブ ダクリズマブ	キメラ ヒト化	IL-2受容体（CD25） IL-2受容体	移植片拒絶反応
ベリムマブ	ヒト	Bリンパ球刺激因子 （B細胞活性化因子）	全身性エリテマトーデス
カニキヌマブ	ヒト	IL-1β	炎症性疾患
アダリムマブ セルトリズマブ ゴリムマブ インフリキシマブ	ヒト ヒト化 ヒト キメラ	TNF-α TNF-α TNF-α TNF-α	潰瘍性大腸炎 クローン病 関節リウマチ 強直性脊椎炎 自己免疫疾患
エクリズマブ	ヒト化	補体C5	発作性夜間ヘモグロビン尿症
ムロモナブ-CD3	マウス	CD3	移植片拒絶反応
ナタリズマブ	ヒト化	VLA-4	多発性硬化症 クローン病
オマリズマブ	ヒト化	IgE	アレルギー性喘息
トシリズマブ	ヒト化	IL-6受容体	関節リウマチ

抗体療法 antibody therapy　抗体療法は，抗体を病気の治療に用いる手法であり，おもにがんや自己免疫疾患に対して用いられている．移植片拒絶反応を抑制するために使われる抗体もいくつか知られている（表3・6）．当初，モノクローナル抗体はマウスで作成されたが，ヒトでは免疫原性が存在するため，長期の抗体療法には不向きであった．抗体の免疫原性を弱めるために遺伝子工学的なアプローチがなされ，抗原が結合するV領域にヒトのC領域をつないだキメラ抗体が作成された．ほかにヒト化抗体として，抗原の結合する超可変領域をヒト抗体遺伝子のフレームワークに組込み，より免疫原性の低い抗体も作成されている．また，ヒト免疫グロブリン遺伝子をマウスに移入したトランスジェニックマウスを作成して，完全なヒト抗体を作成することもできる．

免疫強化

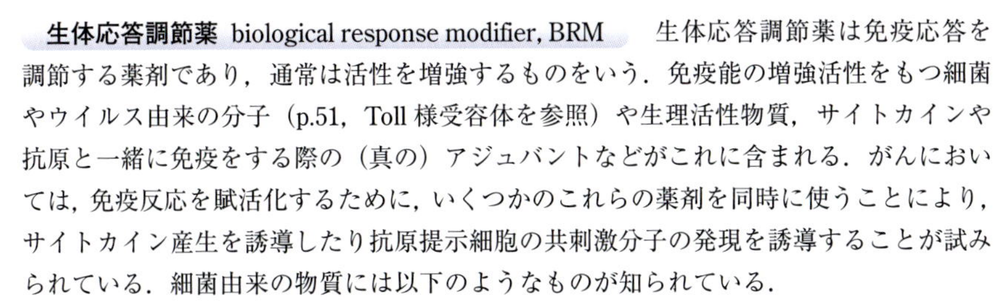

生体応答調節薬 biological response modifier, BRM　生体応答調節薬は免疫応答を調節する薬剤であり，通常は活性を増強するものをいう．免疫能の増強活性をもつ細菌やウイルス由来の分子（p.51，Toll 様受容体を参照）や生理活性物質，サイトカインや抗原と一緒に免疫をする際の（真の）アジュバントなどがこれに含まれる．がんにおいては，免疫反応を賦活化するために，いくつかのこれらの薬剤を同時に使うことにより，サイトカイン産生を誘導したり抗原提示細胞の共刺激分子の発現を誘導することが試みられている．細菌由来の物質には以下のようなものが知られている．

BCG（カルメット・ゲラン結核菌 Bacillus Calmette-Guérin**）**　マイコバクテリウム・ボビス（*Mycobacterium bovis*）の非病原性株の生菌であり，結核菌に対して免疫をする際のワクチンに用いられる．

ムラミルジペプチド muramyl dipeptide, MDP　ムラミルジペプチドは BCG 由来の細胞壁から抽出された最小のアジュバント活性部位である．

エンドトキシン endotoxin **（リポ多糖** lipopolysaccharide, LPS**）**　エンドトキシン（リポ多糖）はグラム陰性菌の細胞壁の成分であり，B 細胞に対して分裂促進活性をもち，Toll 様受容体に結合してマクロファージを活性化する（p.52，図 2・19）．

百日咳毒素 Bordetella pertussis toxin　**トキソイド** toxoid, PTx　百日咳毒素（トキソイド）はリンパ球増加促進因子であり，多くの細胞（特に T 細胞）上の糖鎖に結合して分裂促進因子（マイトジェン）として働く．

胸腺ホルモン thymic hormone　胸腺ホルモンは胸腺によって産生される因子の総称であり，胸腺内では T 細胞の分化を助け，末梢では T 細胞の維持に働く．サイモシン，サイモポイエチン，サイモスティムリン，サイムリン（血清胸腺因子）などが含まれる．

アジュバント adjuvant　アジュバントとは抗原で免疫をする際に免疫応答を増強する化合物であり，高い抗体価の抗体産生を導いたり長期の抗体産生を維持する働きをもつ．アジュバントを用いると，一次免疫応答と二次免疫応答の差異が明確でなくなる．典型的なアジュバントは抗原の徐放剤から成り，さらに細菌の成分を含む．

フロイントアジュバント Freund's adjuvant　フロイントアジュバントは抗原を含む油中水型（water in oil）のエマルションである（不完全フロイントアジュバントという）．完全フロイントアジュバントは，熱処理にて殺菌した乾燥マイコバクテリアをさらに含んでおり，きわめて強い免疫反応誘導活性と局所におけるネクローシスを誘導する．ヒトのワクチンには使用されていない．

アルミニウムアジュバントワクチン alminum-adjvanted vaccine　アルミニウムアジュバントワクチンは，水酸化アルミニウム（アルム）またはリン酸アルミニウムと抗原を混合して用いる．抗原は混合物のゲルの表面から吸収される．これらのアジュバントはヒトのワクチンに多用されており，抗原の徐放剤として機能する．

ワクチン

ワクチン（vaccine）とは，さまざまな抗原調製の仕方であり，病原体，感染の経路，どのようにして病態を発症するかに依存する．抗原の調製とアジュバント（前ページ参照）に加えて，ワクチンには安定化剤や防腐剤が含まれている．ワクチンの多くは皮下や皮内に注射するものが多いが，経口投与〔ロタウイルス，ポリオ(セービンワクチン)〕や経鼻投与（インフルエンザワクチンなど）される場合もある．

トキソイド toxoid　トキソイドとは化学的に修飾された毒素であり，抗原性は保持しているが病原性はもっていない．トキソイドは，病原性の大部分が毒素に由来する場合（破傷風やジフテリアなど）に用いられる．

弱毒化生ワクチン attenuated live vaccine　弱毒化生ワクチンは生きた細菌あるいは感染性をもつウイルスであるが，病原性をなくすために修飾を施したものである．一般に，これらは死んだものに比べてよりよい免疫応答を惹起できるが，有害な反応をひき起こす可能性も高くなる．また，これらの細菌やウイルスは増殖するので，感染を起こしやすい人には適さない．

サブユニットワクチン subunit vaccine　サブユニットワクチンは病原体の抗原性をもつ一つの小成分からなり，分画によって得られたもの，あるいは生物工学的につくられたものである．たとえば，血液から単離したB型肝炎ウイルスのサブユニットワクチンは,酵母で発現させたウイルスのサブユニットを抗原として用いるようになった．

ベクターワクチン vector vaccine　ベクターワクチンは，病原体の抗原をコードする遺伝子を，ワクシニアウイルスあるいはアデノウイルスなどの非病原性のウイルスベクターに挿入して作成したものである．ヒトへの使用は検討中である．

結合型ワクチン conjugate vacccine　結合型ワクチンは，鍵となるワクチンの抗原が弱い抗原性しか示さない場合に用いられる．たとえば，3糖から成る抗原をジフテリアトキソイド（キャリアーとして）に結合させたものが，髄膜炎の結合型ワクチンとして用いられている．トキソイドの一部がT細胞へ抗原提示されると，そのT細胞ヘルプによって，B細胞が髄膜炎菌由来の多糖抗原に対して抗体を産生することができる．

DNAワクチン DNA vaccine　DNAワクチンは実験用として調製されたものであり，抗原そのものではなく，抗原をコードするDNAを免疫原として用いる．遺伝子銃を用いてDNAを注入するが，このDNAが宿主の細胞に取込まれ発現すること利用している．

混合ワクチン combined vaccine　多くのワクチンは，乳児期の早期の段階で，ほかと併せて投与される．混合ワクチンを用いる理由は，便利であることと，免疫の処方のために来診する回数を減らせるためである．DPTワクチンは，ジフテリア，百日咳，破傷風の三つのワクチンを混合したものである．ユニセフ（国連児童基金）では，さらにB型肝炎とB型インフルエンザ菌を含めた5種混合のワクチンを推奨している．

免疫不全症

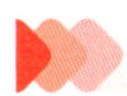

免疫不全症

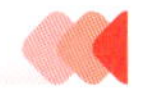

免疫不全症（immunodeficiency）は感染症にかかりやすい人においてしばしば見いだされ，一つあるいは複数の免疫系の不全が原因でひき起こされる．原発性（一次性）の免疫不全症は遺伝性であり，免疫系のさまざまな部分で起こる（図4・1）．たとえば，リンパ球の分化，顆粒球の機能障害，マクロファージ受容体の欠失，特定の補体成分の欠損などである．これらの不全は，通常，生後数カ月を経過し母親から引き継いだ抗体が消失したころに明らかになることが多い．二次性あるいは後天性の免疫不全症は病原体の感染の結果であり，免疫系を直接攻撃したりする場合もあれば（HIVなど），免疫応答を無効にしてしまう場合もある（マラリアなど）．

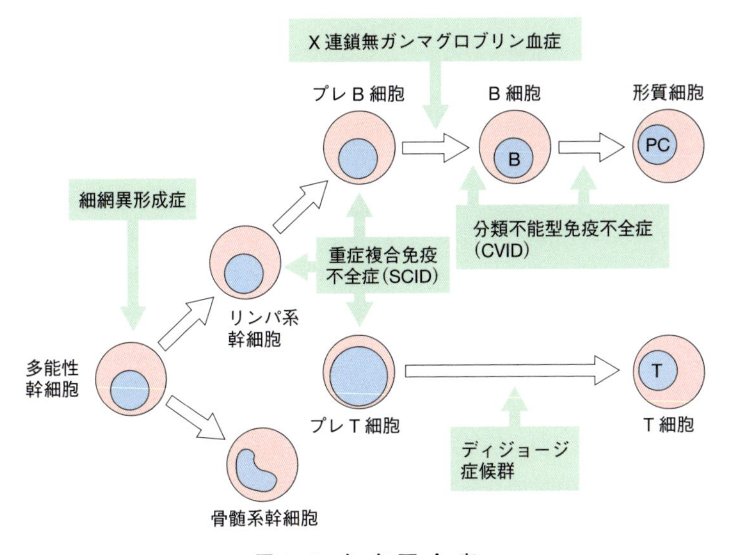

図4・1 免疫不全症

重症複合免疫不全症 severe combined immunodeficiency, SCID　重症複合免疫不全症は，白血球減少，細胞性免疫の障害，抗体量の低下あるいは消失，二次リンパ組織の発育不全などの一連の症状を示す．重症複合免疫不全症の約25%は，常染色体劣性のアデノシンデアミナーゼ欠損症，あるいはプリンヌクレオシドホスホリラーゼ欠損症である．50%程度はIL-2, IL-4, IL-15などの受容体に共通のγ鎖の欠損によるものである．このγ鎖はX染色体上にコードされているために，この欠損による免疫不全症は女性に比べて男性において高い頻度で見いだされる．ほかにまれではあるが，常染色体劣性の重症複合免疫不全症として，B細胞およびT細胞の抗原受容体の産生に最も必要な*Rag-1*，*Rag-2*遺伝子（p.37参照）に変異をもつ例もある．別の例としては，遺伝子には変異がなく正常であるが，リンパ球系および骨髄球系の分化の段階に異常がある場合もある（図4・1）．

ディジョージ症候群 DiGeorge syndrome　**ネゼロフ症候群** Nezelof syndrome

ディジョージ症候群とネゼロフ症候群は第3，第4の咽頭嚢の分化ができないことによりひき起こされる疾病であり，機能をもつT細胞の数が減少する胸腺発育不全である．T細胞の数は1〜2年以内に正常値に戻る．これら症候群の患者は特徴的な顔貌があり，目の間隔が広く鼻の下のくぼみが短い．

胸腺腫 thymoma　胸腺腫は胸腺細胞の腫瘍であり，免疫不全症と重症筋無力症や溶血性貧血などの多くの自己免疫疾患が合併する．

MHCクラスII分子欠損症 MHC class II deficiency（裸リンパ球症候群 bare leukocyte（lymphocyte）syndrome）　MHCクラスII分子欠損症はクラスII*MHC*遺伝子の5′制御領域に結合する転写因子の欠損によってひき起こされる．クラスIIMHC分子の発現がなくなると，T細胞の教育や抗原提示ができなくなる．この患者は特に消化管において反復して感染をひき起こす．

毛細血管拡張性運動失調症 ataxia telangiectasia　**ナイミーヘン染色体不安定症候群** Nijmegen breakage syndrome　これらの疾病はDNA修復およびDNA再結合にかかわる遺伝子（それぞれ*ATM*および*NBS1*遺伝子）のまれな劣性の遺伝子疾患である．いずれも神経性疾患であり，類似の細胞表現型を示し，いくつかの免疫グロブリンサブクラスが減少する免疫不全の症状を呈する．いずれの原因遺伝子も，B細胞における抗体のクラススイッチと免疫グロブリン遺伝子座でのDNAの切断時に必要と考えられる．

ウィスコット・アルドリッチ症候群 Wiskott-Aldrich syndrome, WAS　ウィスコット・アルドリッチ症候群はX染色体に連関した免疫不全症であり，WASタンパク質に変異があるためにアクチンの重合ができない．この不全症は免疫シナプスの形成に異常が生じ，抗原に対するT細胞の免疫応答が極度に低下する．NK細胞の活性や細胞の運動性も低下する．リンパ球の数は正常と変わらないが，抗体のクラスに異常があり，IgAとIgEは濃度が上昇し，IgGは正常と同じ，IgMは減少している．また抗体は素早く分解される．この疾患をもつ男児は，重篤な湿疹と化膿菌や日和見病原体による感染をひき起こす．

X 連鎖リンパ増殖症候群 X-linked lymphoproliferative syndrome, XLP　X 連鎖リンパ増殖症候群は，エプスタイン・バーウイルス（Epstein–Barr virus, EBV）の感染により，細胞傷害性 T 細胞の活性を制御できなくなりひき起こされる．細胞傷害性 T 細胞が B 細胞における感染を制御できなくなり致命的な病気をもたらしたり，B 細胞が完全に破壊されて無ガンマグロブリン血症，リンパ球の悪性化，再生不良性貧血の症状を呈する．CD150 のアダプター分子である SAP（血清アミロイド P 成分）をコードする遺伝子の欠損が原因である．

X 連鎖無ガンマグロブリン血症 X-linked agammaglobulinemia（ブルトン病 Bruton's disease）　この患者は，ウイルス感染に対して T 細胞の機能や細胞性免疫は正常であるが，免疫グロブリンがきわめて少なく，抗体産生をすることができない．プレ B 細胞から成熟 B 細胞へ分化する際に必要なブルトン型チロシンキナーゼ（Bruton's tyrosine kinase）が B 細胞に発現していない．

X 連鎖高 IgM 症候群 X-linked hyper-IgM syndrome　X 連鎖高 IgM 症候群は CD40 のリガンドである CD154 の変異に起因する疾患である．CD40 と CD154 の相互作用は，抗体のクラススイッチに必要である．IgM は多量に産生されるが，抗体を介した免疫応答は不完全であり，患者は発熱性の感染を起こしやすく，自己免疫疾患を発症しやすい．約 30％の症例において，高 IgM 血症を伴う免疫不全症は常染色体劣性の遺伝形質を示す．

分類不能型免疫不全症 common variable immunodeficiency, CVID　分類不能型免疫不全症は共通の症状を呈する一連の免疫不全症をさすが，一つの原因に起因するわけではなく，CD20 あるいは CD81 の欠損などが含まれる．ほかには，B 細胞上の CD86 および CD25 の発現低下により，T 細胞と B 細胞の相互作用が十分にできないことに起因する例が知られている．分類不能型免疫不全症は B 細胞の分化に異常があり，B 細胞は存在するが形質細胞に分化できない場合，抗体のクラススイッチができない場合，体細胞高頻度突然変異が起こらない場合などが存在する．また，記憶 B 細胞の数も減少している．結果として，IgG，IgA，IgE の血中濃度が減少し，IgM も低下している場合がある．患者は肺や鼻腔における細菌感染を起こしやすく，年齢とともにしだいに重篤になる傾向がある．その後ほかの器官も影響を受け，最終的に炎症，自己免疫疾患，リンパ腫などを発症する．

白血球粘着異常症 leukocyte-adhesion deficiency（Lad–1, Lad–2）　白血球粘着異常症は，好中球の組織への局在化ができず食作用ができないことを特徴とする．Lad–1 は細胞の遊走や食作用に関与するインテグリン LFA–1，CR3，CR4 に共通する β 鎖 CD18 の欠損に起因する．Lad–2 は糖鎖修飾に異常があり，遊走に必要な E–セレクチン，P–セレクチンのリガンド糖鎖を欠失することが原因である．

慢性肉芽腫症 chronic granulomatous disease, CGD　慢性肉芽腫症はNADPHオキシダーゼに欠損があり，マクロファージによる酸素依存的な細胞傷害反応が起こらないことに起因する．発熱性の細菌（特にカタラーゼを産生する細菌）による感染と，慢性炎症局所にマクロファージの集積が起こり，肉芽腫を形成する．

チェディアック・東症候群 Chediak-Higashi syndrome　チェディアック・東症候群は，走化性因子に対する貪食応答ができず，貪食した細菌の傷害が低下していることをおもな症状とする．細胞骨格の異常がこの病態の原因である．

後天性免疫不全症候群 acquired immune deficiency syndrome, AIDS　後天性免疫不全症候群はレトロウイルスであるHIV-1およびHIV-2によりひき起こされ，これらのウイルスはCD4を発現したT細胞や抗原提示細胞の一部に感染する．ウイルスは，最初に，ウイルスの共受容体であるケモカイン受容体に結合して細胞内へ侵入する．病気の最も初期の段階では，ウイルスはCCR5を介して単核食細胞に感染するが，その後，T細胞に感染する変異体が生じる．感染後，一過的に発熱しリンパ節腫脹を起こす患者もいる．数週間以内に，血中に特異的な抗体が検出されるようになり（これを抗体陽転という），血中のウイルスは減少する（図4・2）．数カ月から数年をかけて，$CD4^+$T細胞の数が徐々に減少し，そのレベルがある危険な閾値に達するとT細胞を介した免疫能の低下から日和見感染を起こす．最終段階では，血中の抗体価が減少するとともにウイルス量が上昇する．

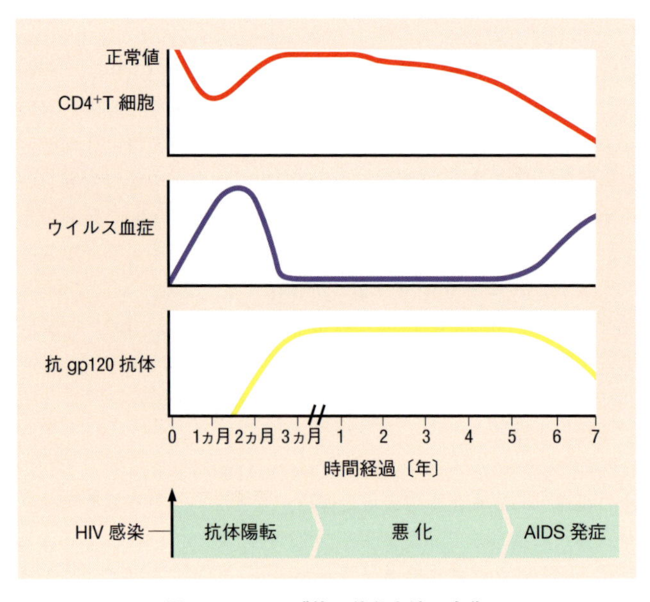

図4・2　HIV感染に伴う血清の変化

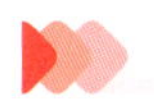

移　植

組織適合遺伝子 histocompatibility gene　移植の際にレシピエントがドナーと同じ組織適合遺伝子をもつ場合には，移植片は拒絶されない．多くの遺伝子座が移植片の拒絶反応に関与するが，そのなかでも *MHC* が最も重要である．移植片拒絶反応との関連からこの *MHC* 遺伝子が最初に特定されたが，MHC の本来の生理機能は拒絶反応とは別である（p.45〜48 参照）．

副組織適合抗原遺伝子座 minor histocompatibility loci　副組織適合抗原遺伝子座は対立遺伝子に多様性があり，弱い移植片拒絶反応を誘導するタンパク質をコードしている．このような分子は加工されて，移植された細胞のクラスⅠMHC 分子に抗原提示される（図 4・3）．ヒトでは，MHC が一致した兄弟間の移植であっても，副組織適合抗原の違いによって拒絶反応が起こる可能性がある．このような副組織適合抗原によって誘導される反応は通常抑制することができるが，MHC 依存的な反応は制御することが難しい．

パッセンジャー細胞 passenger cell　パッセンジャー細胞とは，移植片に含まれるドナー由来の白血球をさす．これらの細胞は，レシピエントの T_h 細胞がドナーの抗原に感作される際に重要な問題となる．なぜなら，これらの細胞はクラスⅡMHC 分子を発現しており，宿主のリンパ系を移動することができるからである．

一次セット拒絶 first-set rejection　**二次セット拒絶 second-set rejection**　移植片拒絶反応をひき起こす免疫反応は，特異的かつ免疫記憶を伴う．たとえば，ヒトで皮膚の同種移植をすると通常は 10〜14 日で拒絶されるが，同じ組織の同種移植を再度行うと，レシピエントはさらに早く応答し，2 度目には 5〜7 日以内に拒絶される（図 4・4）．

拒絶反応 rejection reaction　拒絶反応はレシピエントのアロジェニックな（同種異型の）MHC 分子を認識する T_h 細胞によって誘導される．この T_h 細胞は移植片に浸潤している単核細胞を活性化し，移植片を傷害する．ほかに，細胞傷害性 T 細胞がアロ

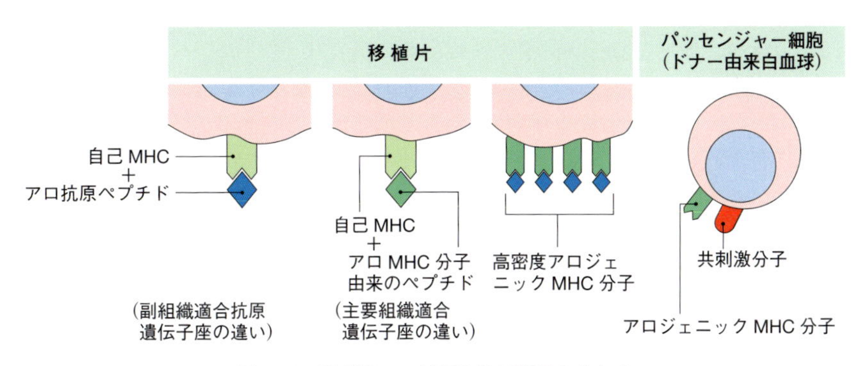

図 4・3　移植片アロ抗原の抗原提示のされ方

初回の移植片（5 日目）

初回の移植片（12 日目）

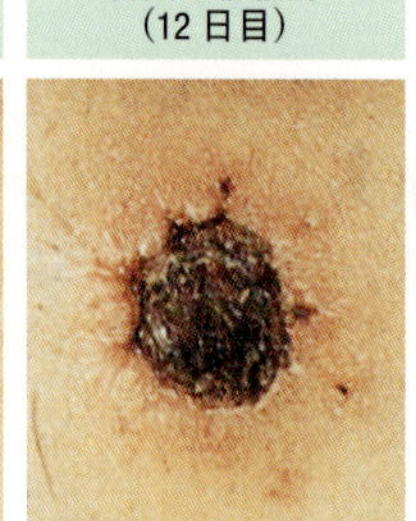

2 回目の移植片（7 日目）

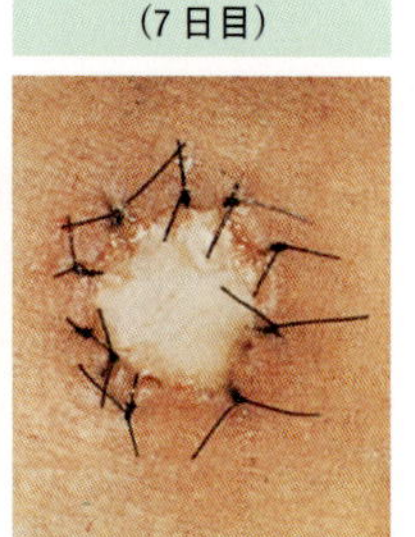

図 4・4　移植片の拒絶反応は免疫記憶をもつ

ジェニックなクラスⅠMHC 分子を認識して移植片を傷害することもある．

交差適合試験 cross-matching　移植片拒絶反応を回避するために，ドナーとレシピエントの組織型を適合させなければならない．交差適合試験とはすべてのドナー/レシピエントどうしは ABO 式血液型，クラスⅠ，クラスⅡ MHC 分子のアロタイプをできる限り数多く一致させることである．共通型の数（特にクラスⅡ MHC 分子）が多ければ多いほど，移植片が生存する確率が高くなる．

免疫特権組織 privileged tissue　**免疫特権部位** privileged site　アロジェニックな移植片組織のいくつか（肝臓など）は，弱い免疫応答を誘導するのみである．これは MHC 分子の発現レベルが低いためなどの理由による．免疫特権部位とは免疫系から移植片がほとんど隔離されているような部位であり，たとえば眼の角膜はリンパ液の漏出がなく，免疫系から隔離されている．

超急性拒絶反応 hyperacute rejection　**急性拒絶反応** acute rejection　**慢性拒絶反応** chronic rejection　これらは，腎臓のような臓器において，拒絶反応の速さを区別する名称である．超急性拒絶反応は，移植後数分以内に起こる反応であり，移植片に対する抗体によってひき起こされる．急性拒絶反応は 2 週間以内に起こる反応であり，組織適合抗原に対するレシピエントの一次感作によりひき起こされる．慢性拒絶反応はそれよりも遅く起こる拒絶反応であり，移植片抗原に対して感受性が亢進することによりひき起こされ，免疫抑制の休止後にしばしば起こる．

移植片対宿主病 graft-versus-host disease, GvHD　移植片対宿主病は，免疫能をもつドナーの細胞（骨髄移植の際の骨髄由来の細胞など）がレシピエントの組織を認識しそれに対して反応する場合に起こる．レシピエントは免疫抑制されていたり，アロジェニックなドナーの細胞を認識できない．感作されたドナーの T_h 細胞はマクロファージを遊走させ，特に皮膚，腸管内皮，肝臓において病的傷害をもたらす．

増 強 enhancement　移植手術において移植片を生着させるために寛容を誘導する方法を増強という．クラスⅡ MHC 分子に対する抗体を投与することにより抗原提示を阻害する方法などが用いられる．移植片に対して自然に出現する抗体が，移植片の生存を助ける場合もしばしばある．

MHC と病気の関連性

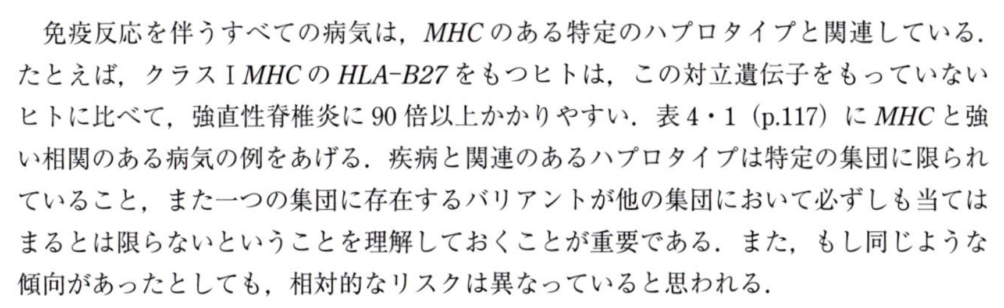

免疫反応を伴うすべての病気は，*MHC* のある特定のハプロタイプと関連している．たとえば，クラスⅠ*MHC* の *HLA-B27* をもつヒトは，この対立遺伝子をもっていないヒトに比べて，強直性脊椎炎に 90 倍以上かかりやすい．表 4・1（p.117）に *MHC* と強い相関のある病気の例をあげる．疾病と関連のあるハプロタイプは特定の集団に限られていること，また一つの集団に存在するバリアントが他の集団において必ずしも当てはまるとは限らないということを理解しておくことが重要である．また，もし同じような傾向があったとしても，相対的なリスクは異なっていると思われる．

共通抗原配列仮説 shared epitope hyposesis　共通抗原配列仮説は，同じ遺伝子座の異なるいくつかの *MHC* ハプロタイプと病気との関連を説明するための仮説である．異なるハプロタイプは構造的に類似性をもつ．たとえば，*DRB1**0401*，**0404*，**0405*，**0408* がコードする分子は共通のエピトープをもち，関節リウマチに罹患するリスクが高い．

相対リスク relative risk, RR　相対リスクとは，ある一つの特定の *HLA* ハプロタイプをもつときに，そのハプロタイプをもっていないヒトと比較して，ある疾病に罹患するリスクをいう．この相対リスクが 1 以上の場合，一般的な集団と比較して，その特定のハプロタイプが患者に多く存在していることを意味する．一方，相対リスクが 1 以下の場合，そのハプロタイプは疾病に対して防御的に作用することを意味する．相対リスクは，二つの変数の相関の強さを表す別の尺度であるオッズ比とは異なる．

連 鎖 linkage　一つの染色体上の遺伝子セット間で生じるものであり，HLA 複合体などがあげられる．母親由来の染色体と父親由来の染色体の間で染色体の乗換えが起こらなければ，連鎖した一つの遺伝子複合体は一括して遺伝される．

連鎖不平衡 linkage disequilibrium　連鎖不平衡とは，複数の遺伝子のいくつかの組合わせが，ランダムに起こるよりも頻度が高く一緒に存在する場合，すなわち一緒に存在する遺伝子頻度が高い場合，連鎖不平衡という．二つの可能な説明があり，① 遺伝子全体のブロックとして遺伝することが有利であること，あるいは，② 二つの遺伝子は偶然にも一緒に出現したが，この二つの遺伝子が進化的に分離するのに十分な時間が経過していないこと，が考えられる．多くの *MHC* 間に連鎖がみられる．例として，*HLA-A1* は *HLA-B8* と，*HLA-A3* は *HLA-B7* と連鎖している．ある *MHC* が病気と関連していた場合，別の連鎖したハプロタイプが病気の感受性に寄与していなくても，その病気と関連しているように見える．

拡張ハプロタイプ extended haplotype　一つのブロックとして遺伝する一つの関連遺伝子の組合わせのことを拡張ハプロタイプという．たとえば，*HLA-DRB5**0101-DRB1**1501-DQA1**0102-DQB1**0602* を拡張ハプロタイプ *DR2* という．

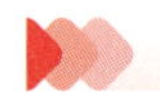

MHCの分類

MHC命名法 MHC nomenclature　MHC分子は非常に多くの多型をもっており，個々それぞれにおいて，また遺伝子座においても異なっている．*HLA-DRB1*0406*は*HLA-DR*遺伝子座のB1領域の一つのバリアントであり，DRβ鎖の1番目をコードしている．このバリアントは血清学的に“04”に分類され，同じ特異性をもつバリアント遺伝子のなかの6番目に相当する．さらに，その遺伝子の発現レベル（プロモーター領域）のバリアントも存在する．

組織型判定 tissue typing　組織型判定とは，個々のもつMHCのバリアントを特定する手法のことである．組織型判定では，特異性の規定されている抗血清（たとえば抗HLA-DR4抗体）をタイピング（組織型判定を簡略化してタイピングという）をしたい細胞（通常はリンパ球）に加えて決定する．もし細胞が抗原を発現していれば，補体を添加することにより細胞が溶解し，トリパンブルー染色によって検出できる．

タイピング血清 typing sera　特定のMHC分子に特異的なタイピング血清は，アロジェニックな個体に対して細胞を免疫して作成した血清から，目的としない特異性をもつ抗体を吸収したものである．今日では，この抗血清に代わってハプロタイプ特異的なモノクローナル抗体が使われている．

パブリック特異性 public specificity, supratypic specificity　**プライベート特異性 private specificity**　抗原決定部位が複数のMHCハプロタイプ上に発現している場合，パブリック特異的という．一つのハプロタイプにのみ存在するエピトープである場合，プライベート特異的という．

混合リンパ球培養（リンパ球混合培養）mixed lymphocyte culture, MLC（混合リンパ球反応 mixed lymphocyte reaction, MLR）　混合リンパ球培養（混合リンパ球反応）とは細胞のタイピングを行うための手法であり，異なる個体のリンパ球を一緒に培養する方法である．混合した細胞のMHCが異なれば，それらの細胞は刺激を受けて分裂をする．それぞれの細胞をもう一方の細胞と反応させる方法（二方向MLR），あるいは一方の細胞（stimulator）を応答できないように処理し，その細胞を用いて応答細胞（test）の増殖のみを測定する方法（一方向MLR）がある．増殖がみられない場合，テスト細胞とタイピング細胞はMHCの特異性を共有していることを意味する．

同型接合体タイピング細胞 homozygous typing cell　混合リンパ球培養において用いられる二つの同一*MHC*ハプロタイプをもつ細胞を，同型接合体タイピング細胞という．ヒトのタイピング細胞は，従兄弟が結婚して産まれた子供由来の細胞をしばしば用いる．

感作リンパ球タイピングテスト primed lymphocyte typing test, PLT　感作リンパ球タイピングテストは，アロジェニックな（同種異型の）T細胞を刺激する抗原決定基を検出するための高感度な混合リンパ球培養試験である．同型接合体のタイピング細胞と共培養することによりあらかじめ特異的な抗原決定基によって感作したリンパ球と，検査する細胞を混合しさらに共培養する．感作された特異的なMHC分子に再び出会うと，感作された細胞は急速に増殖する．

表4・1　*MHC*と病気の関連性（ヨーロッパ系コーカサス人）

疾　病	ハプロタイプ	相対リスク[†1]
関節リウマチ	*DRB1*0401*	6
	*DRB1*0404*	5
若年性関節リウマチ	*DRB1*1402*	47
	*DRB1*1501*	
強直性脊椎炎	*B27*	87
ライター病	*B27*	33
赤痢菌関節炎	*B27*	21
サルモネラ関節炎	*B27*	18
バセドウ病	*DRB3*0202*	4
	B35	5
橋本甲状腺炎	*DQA1*0301*	3
アジソン病	*DR3*[†2]	9
インスリン依存性糖尿病	*DQB1*0302*	14
ナルコレプシー	*DQB1*0602*	30
多発性硬化症	*DR2*[†2]	4
重症筋無力症	*B8*	3
尋常性乾癬	*B37*	6
	B13	5
	*DRB1*0701*	9
グッドパスチャー症候群	*DRB1*1501*	13
慢性活動性肝炎	*B8*	9
セリアック病	*B8*	8
	DQ2.5	20～60
疱疹性皮膚炎	*B8*	9
	DQ2	56
ヘモクロマトーシス	*A3*	8
	B14	5

†1　値は調査によって異なり，また調査した集団によっても異なる．
†2　拡張ハプロタイプ

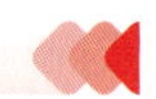

トランスジェニックマウス

遺伝子導入系統 transgenic strain 受精した胚に新しい遺伝子あるいはバリアントの遺伝子を導入し樹立した系統を遺伝子導入系統という．トランスジェニック動物のすべての細胞が，その新しい遺伝子をもっている．組織特異的なプロモーターの支配下に遺伝子を導入することにより，その遺伝子を発現させる組織を限定することができる．

ノックアウト系統 knockout strain, null strain ノックアウト系統とは，たとえば免疫応答にかかわる特定の遺伝子を欠損するように遺伝的に修飾をした動物である．これらの動物は特に，ある遺伝子の通常の機能を知るのに有用であり，ヒトの免疫不全をモデルにした多くのノックアウト系統がつくられている．しかし遺伝子の多くは，しばしば免疫系だけでなく発生の段階においても機能していることから，ノックアウト動物の表現型は予測できない．表4・2にサイトカイン遺伝子をノックアウトした効果をまとめる．

ノックイン系統 knock-in strain ノックイン系統とは，（おおもとの遺伝子をノックアウトし，それに代えて）特定の遺伝子を過剰発現するように操作した動物，あるいはある系列のすべての細胞に特定の遺伝子を発現させるように遺伝子工学的に操作した動物である．特異的なプロモーターを用いることにより，たとえば転写を誘導する薬剤を用いて，特定の時期に遺伝子を発現誘導することができる．

表4・2　サイトカイン遺伝子のノックアウトマウスの表現型

サイトカイン	ノックアウトマウスにおける表現型
TNF-α	・B 細胞機能の欠損 ・異常なリンパ沪胞 ・細胞内病原体に対する感受性の上昇
TNF-β （リンホトキシン）	・リンパ節，パイエル板の消失 ・脾臓組織の異常
IFN-γ	・マクロファージや NK 細胞の活性消失 ・MHC 分子の発現低下 ・細胞内病原体に対する感受性の上昇
TGF-β	・多臓器炎症性疾患
IL-2	・血中 IgG の増加 ・活性化されたリンパ球数の増加 ・炎症性腸疾患
IL-4	・IgG1 および IgE 量の低下 ・T_h2 細胞によるサイトカイン産生の欠損
IL-7	・末梢リンパ球および胸腺細胞の欠失
IL-12	・T_h1 型免疫応答の障害 ・IFN-γ 産生の低下と IL-4 産生の上昇

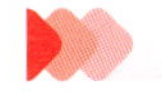

モデル動物と変異系統

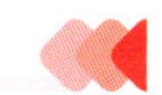

トランスジェニックマウスが開発される以前は，モデル動物の表現型が病気の症状と類似していることに着目したり，孤発性の変異を見いだし，近親交配させてこれらの変異を子孫に固定させて，病気のモデル動物を作成してきた．一般にこれらの変異モデル動物は，1遺伝子に起因する免疫不全症のモデル（SCIDマウスなど）が最も有用であった．一方，これら変異の系統は多遺伝子性の病気のモデル（自己免疫疾患など）と

表4・3　免疫学的に異常を示す系統とその特徴

系統と種	特　徴
ヌードマウス，ヌードラット	・ヌード変異(*nu*)は胸腺がなくすべてのT細胞を欠損している ・関連する遺伝子座が無毛にする
ベージュマウス(Bg)	・NK細胞や顆粒球の脱顆粒，エラスターゼやカテプシンGの放出に欠損
NZBマウス	・溶血性貧血を伴う自己免疫と免疫制御の障害（多遺伝子性）
(NZB×NZW)F_1	・免疫複合体腎炎を伴う自己免疫，全身性エリテマトーデス(SLE)のモデル（多遺伝子性）
MRL.lprまたはgldマウス	・T細胞リンパ球増殖 ・lpr変異はCD95(fas)に変異があり，gld変異はCD95L(CD178)に変異
Nod(non-obese diabetic)マウス	・膵臓β細胞に対する自己免疫反応 ・Ⅱ型糖尿病のモデル動物（多遺伝子性）
BXSBマウス	・Y染色体上の*Yaa*遺伝子に変異 ・自己免疫を促進
SCIDマウス	・DNA修復酵素DNA-PKcsの欠損による*Ig*または*TCR*遺伝子再構成の欠損
CBA/Nマウス	・CD5 B細胞サブセットの欠失 ・X染色体上のIgおよびCD40シグナル伝達に必要なキナーゼ(btk)の欠失(Xid)
C3H/HeJマウス	・B細胞にLPS受容体が欠損
DBA/2	・cKitのキナーゼドメインに変異があり，B細胞の分化ができない
motheatenマウス	・重篤なB細胞の欠損 ・タンパク質チロシンホスファターゼ(PTP1c)の欠損
BBラット	・自発性の自己免疫性糖尿病と甲状腺自己免疫疾患
buffaloラット	・自己免疫性甲状腺炎と（または）糖尿病を発症
obeseニワトリ	・自己免疫性甲状腺炎（橋本病）のモデル動物

してもしばしば用いられた．自己免疫疾患に対する感受性は，多くの遺伝子座に相互に関連し，また環境要因にも依存している．そのような形質の複雑さから，動物の疾患モデルはヒトの病気でみられる症状と単に類似しているだけかもしれないということを強調しておかなければならない．表4・3にいくつかの重要なモデル系統を列挙する．

近交系 inbred strain　近交系動物は，雄と雌の F_1 を繰返し交配させることにより作成した，同一の常染色体の組合せをもつ動物である．もし偶然，同一の染色体のペアをもつ F_1 が出現すれば，近親交配することにより，その後の子孫においてその染色体のペアは固定されたままになる．近親交配を繰返すことにより，すべての染色体は最終的にホモ接合型となり，それが維持される．

組換え系 recombinant strain　組換え系は，異なる近交系の動物どうしを掛け合わせることによってつくられる．まれな例としては F_1 において交差が起こり，その染色体がそれぞれの子孫において異なるハプロタイプをもつことがある．このような系統は，特定の形質を担う責任遺伝子の断片を同定するために用いられる．

組換え近交系 recombinant inbred line　組換え近交系は，系の掛け合わせ（a×b）をした後，子孫を近親交配させることにより作成する．これによって得られた系統は同一の染色体をもつが，ただしそれぞれの組合わせはa型かb型のいずれかをランダムにもつ．この系統は，どの染色体上にそれぞれの形質を規定する遺伝子をもっているのかを特定するのに用いることができる．

コンジェニック系統 congenic strain　コンジェニック系統とは，ある特定の遺伝子座以外は同一になるように育てられた系統である．たとえば，$H\text{-}2^k$ コンジェニック系統とは，非 $H\text{-}2^k$ 系統の背景遺伝子の上にkハプロタイプの *MHC* 遺伝子座を置き換えた系統である．

コンソミック系統 consomic strain　コンソミック系統とは，特殊なコンジェニック系統であり，ある親の染色体を一つもち，ほかの染色体はすべてほかの親のものである．このような系統は，特定の遺伝形質を規定する染色体を同定するのに有用である．

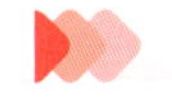

自己免疫疾患

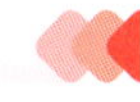

自己抗原 autoantigen　自己抗原とは，T細胞あるいはB細胞により認識される自己の分子である．B細胞は刺激を受けて，自己抗原に対して自己抗体を産生する．

自己反応性細胞 autoreactive cell　自己反応性細胞とは，自己抗原に対する受容体をもつリンパ球である．これらの細胞は，自己に対する免疫応答をひき起こす能力があるが，その必要性はない．

自己免疫 autoimmunity　自己免疫とは，自己の体の組織に対する免疫系の反応である．どうやって自己免疫反応がひき起こされるかを理解するためには，自己寛容が通常どのように維持されているかについて，そのメカニズムを知る必要がある．すなわち，① 自己抗原の隔離，② 胸腺および骨髄における自己反応性リンパ球の除去，③ 自己分子のプロセシングと抗原提示の欠如，④ 共刺激の欠失によるT細胞アネルギーの誘導，⑤ 制御性T細胞，⑥ 抑制性サイトカインとホルモン，などのメカニズムが考えられる（p.102の図3・36参照）．

T細胞バイパス T-cell bypass　自己反応性のT細胞の多くは除去されたりアネルギーになるが，寛容のT細胞をバイパスするメカニズムにより自己反応性のB細胞が活性化される可能性がある．たとえば，自己反応性のB細胞によって取込まれた自己と交差する外来抗原が非自己エピトープを認識するT細胞に抗原提示すると，そのT細胞はB細胞の活性化を助ける（図4・5a）．ほかに，エプスタイン・バー（Epstein-Barr）ウイルスなどのポリクローナルなアクチベーターは，B細胞を直接刺激することができる．

T細胞の自己反応性 T-cell autoreactivity　T細胞の自己反応性は，自己交差性の微生物由来抗原によっても誘導される．図4・5(b) に示すように，微生物由来アジュバント（LPSなど）は，マクロファージ上に共刺激分子の発現を誘導し，静止期の自己反応性T細胞を活性化する．図4・5(c) では，ウイルス粒子がマクロファージによって取込まれ，クラスII経路によって抗原が処理される．ウイルス外被は自己の分子を含んでおり，それが抗原提示される．図4・5(d) では，静止状態の自己反応性T細胞が自己と交差性の微生物由来抗原によって刺激を受ける．感作されたのち，そのT細胞は共刺激分子を発現し，自己抗原が提示されるとはるかに容易に活性化される．

自己免疫制御の破綻 autoregulatory failure　中枢性および末梢性寛容の破綻もまた，自己免疫を発症する（図4・5e）．

臓器特異的自己免疫疾患 organ-specific autoimmune disease　臓器特異的自己免疫疾患は特異的な組織を標的とする疾患であり，橋本甲状腺炎における抗サイログロブリン抗体，糖尿病における膵臓β細胞に対する抗体などがある．臓器特異的な自己抗体と疾患は同時に生ずることが多く，遺伝的な素因の結果として家族に集中して起こる傾向にある．

臓器非特異的自己免疫疾患 organ-nonspecific autoimmune disease 臓器非特異的自己免疫疾患は広く分布した自己抗原に対する疾患であり，全身性エリテマトーデスにおける抗 DNA 抗体などがよく知られている．この病状は，免疫複合体によるⅢ型過敏症をしばしばひき起こす．

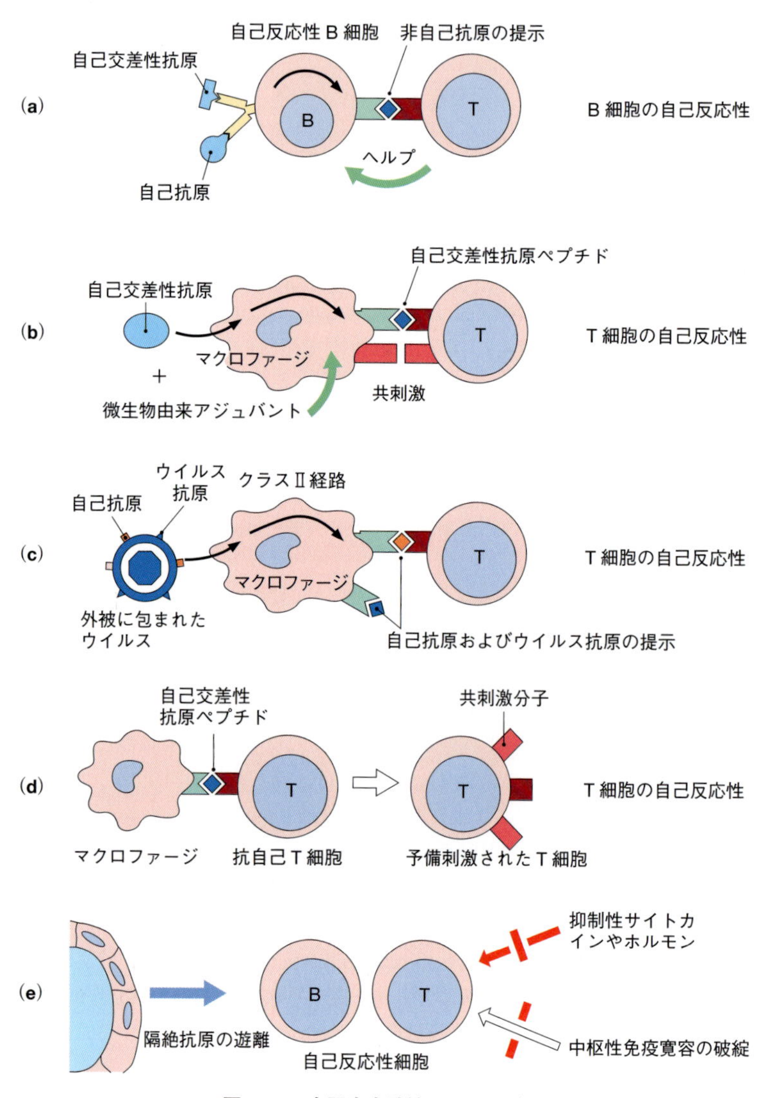

図 4・5 自己寛容破綻のメカニズム

過　敏　症

過敏症（hypersensitivity）は，誇張されたかたちあるいは不適切なかたちで起こった免疫応答の一つである．過敏症は花粉症における花粉のように無害な外来抗原に対して起こる場合もある一方，真の病原体に対する応答が，その病原体によってひき起こされる障害と不釣り合いなほど強力な場合もある．また最も大事なことは，自己免疫疾患では組織によって障害の程度が異なることであり，自己免疫疾患は実際は過敏症と考えることができる．なぜなら，自己の分子に対する免疫反応はどのようなものであっても，不適切だからである．過敏症は，反応の早さと背後にある免疫反応のメカニズムに基づき，Gell と Coombs によって分類がなされている（図 4・6）．これらは異なるものとして分類されたが，単独で起こるとは限らず，メカニズムが異なるいくつかの反応が一つの型の過敏症に関与している場合もある．

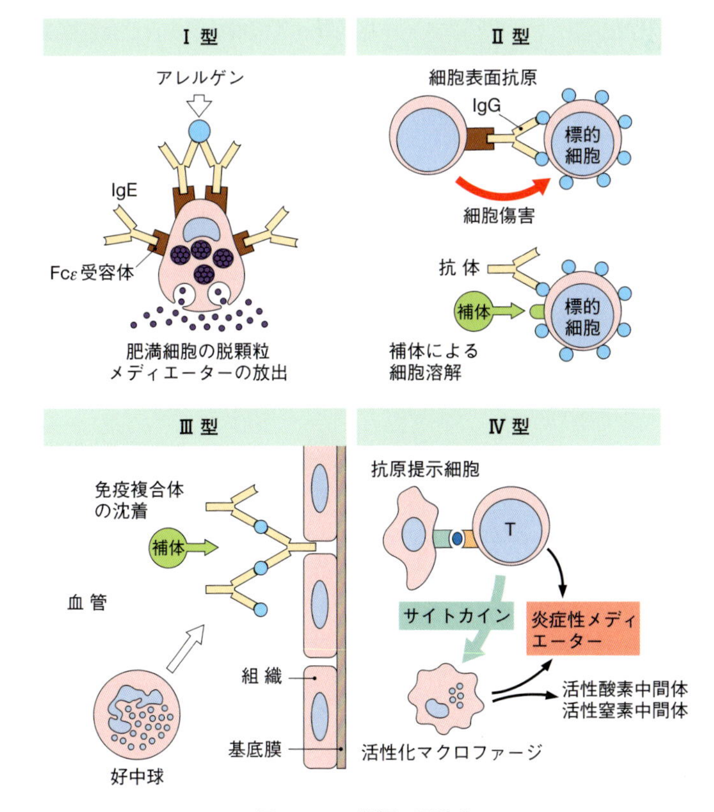

図 4・6　4 種類の過敏症

I 型過敏症 type I hypersensitivity（**即時型過敏症** immediate hypersensitivity）

アレルギー性喘息，花粉症，ある種の湿疹がⅠ型過敏症に相当する．抗原に暴露すると数分以内に発症し，肥満細胞の活性化と急性炎症のメディエーターの放出がひき起こされる．肥満細胞は細胞表面の FcεRI を介して IgE と結合し，抗原がその IgE を架橋すると，肥満細胞は脱顆粒をひき起こし，血管作動性のアミンやケモカインを放出する（p.85 の表 3・2）．アラキドン酸代謝物であるプロスタグランジンとロイコトリエンは反応に遅れて生成される成分であり，抗原に対する最初の暴露から数時間後に生成する．

Ⅱ 型過敏症 type Ⅱ hypersensitivity（**抗体介在型過敏症** antibody-mediated hypersensitivity）　Ⅱ型過敏症は細胞表面の抗原や細胞外マトリックスの成分に対する抗体によってひき起こされる．これらの抗体は，抗体依存性の細胞傷害（マクロファージや NK 細胞による）や，補体を介した細胞溶解反応に対して細胞を敏感にする．Ⅱ型過敏症の例として，新生児溶血性疾患や自己免疫性溶血性貧血における赤血球の破壊があげられる．重症筋無力症，グッドパスチャー症候群，天疱瘡などの自己免疫疾患における組織の破壊も，基本的に抗体を介したⅡ型過敏症である．

Ⅲ 型過敏症 type Ⅲ hypersensitivity（**免疫複合体介在型過敏症** immune-complex-mediated hypersensitivity）　Ⅲ型過敏症とは，組織や血管における抗原・抗体複合体の沈着によってひき起こされる．この反応は腎臓の糸球体や眼の毛様体のような沪過が起こる部位に発症する傾向がある．免疫複合体は補体を活性化して多形核白血球やマクロファージを呼び寄せる．これらの細胞は顆粒内の物質を分泌し活性酸素中間体や活性窒素中間体を遊離し，局所で組織に傷害を与える．免疫複合体中の抗原は，マラリアなどの持続的な感染をしている病原体，外因性アレルギー性肺胞炎のような吸入性の抗原，自己免疫疾患における自己組織などに由来する．これらの状態はすべて高濃度の抗原の負荷によって特徴づけられ，弱いあるいは効果のない免疫応答である．

Ⅳ 型過敏症 type Ⅳ hypersensitivity（**遅延型過敏症** delayed hypersensitivity）　Ⅳ型過敏症は抗原に感作されたのち，24 時間以上経過してひき起こされる過敏反応であり，抗原に感作された $CD4^{+}$T 細胞がサイトカインを放出し，マクロファージを遊走させ活性化することによってもたらされる．抗原が存在し続けると，このマクロファージが損傷を与えて慢性的な肉芽腫形成へと進行する．このⅣ型過敏症は，接触過敏症にみられるほか，らい菌，結核菌，ある種の住血吸虫などの慢性的な病原体に対する反応もそうである．通常，制御性 T 細胞は，このような T 細胞介在性の反応に対して寄与している．

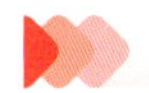

Ⅰ型過敏症（即時型過敏症）

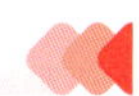

アレルギー allergy　アレルギーは本来，抗原に対する二次感作に対する通常と異なる反応性を意味したが，今日ではⅠ型過敏症のことをいう．反応は IgE によってひき起こされ，T_h2 型反応である（図 4・7）．

アレルゲン allergen　アレルゲンとはⅠ型過敏症をひき起こす抗原のことである．典型的なアレルゲンとしては，花粉，ハウスダストの原因であるチリダニの排泄物，菌類胞子，動物の皮膚片などがあり，これらは直径が 3〜30 μm 程度である．これらのアレルゲンはわずかに吸入されて，鼻腔や気道の粘膜に付着する．

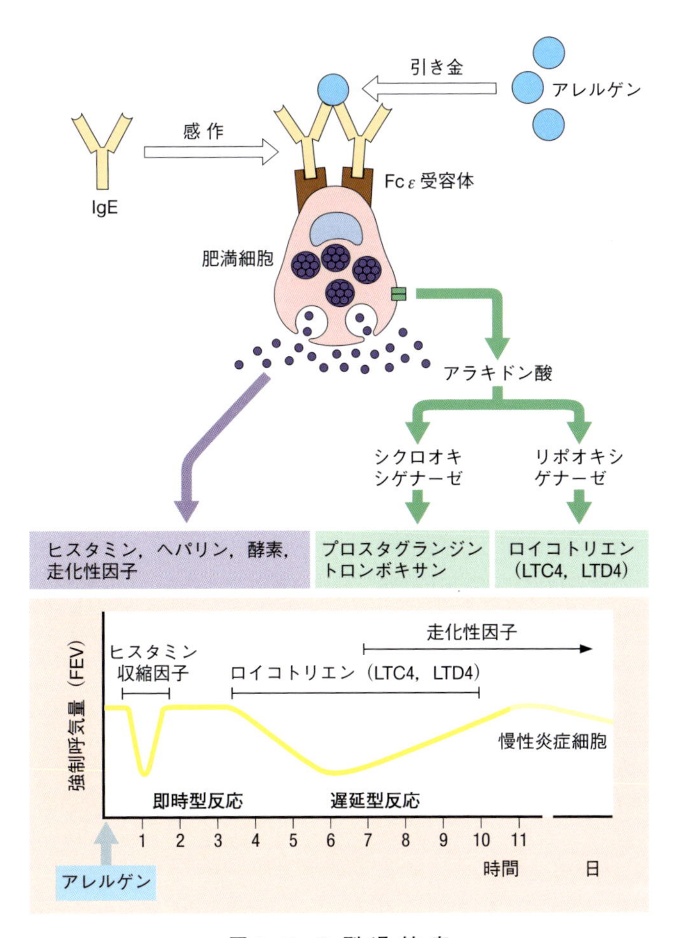

図 4・7　Ⅰ 型 過 敏 症

感 作 sensitization 感作とは，アレルゲン感受性の個体がアレルゲン特異的な IgE 応答をひき起こす過程をいう．この IgE は肥満細胞上に発現している高親和性 IgE 受容体に結合することにより，抗原による活性化に対して感受性になる．

肥満細胞活性化の引き金 triggering of mast cell 肥満細胞の活性化では，抗原が肥満細胞表面の IgE を架橋することにより細胞内にカルシウムの流入が起こり，顆粒の放出とホスホリパーゼ A_2 の活性化が誘発される．肥満細胞はアナフィラトキシン（C3a, C5a），オピエートやバンコマイシンなどの薬剤によって直接活性化することもできる．

ホスホリパーゼ A_2 phospholipase A_2 ホスホリパーゼ A_2 は膜型の酵素であり，アラキドン酸を遊離する．このアラキドン酸は，ロイコトリエンを産生するリポオキシゲナーゼの基質であり，またプロスタグランジンやトロンボキサンを合成するシクロオキシゲナーゼの基質でもある．

アトピー atopy アトピーとはⅠ型過敏症を示す状態のことであり，喘息，花粉症，湿疹などが含まれる．アトピーは家族内に集中して起こる傾向がある．アトピーにかかるリスクと関連する遺伝子座としては HLA，サイトカイン IL-4，IL-5，IL-10，IL-13，ロイコトリエンの受容体（LTRⅠ, LTRⅡ），ケモカイン受容体（CCR3）などがあげられる．

即時型反応 immediate reaction **遅延型反応 late-phase reaction** アレルゲンによる気管支の刺激誘発ののち，即時型の気道収縮が起こる．これはヒスタミン，プロスタグランジン，キニンを介した，あるいは血小板上での血小板活性化因子（PAF）の活性化を介する強制呼気量（FEV）の減少として測定することができる．その数時間後，ロイコトリエンやケモカインによって遅延型反応が起こる．マクロファージ，好塩基球，多形核白血球などの炎症細胞が，遅延型反応を起こした部位に遊走してくる．好酸球顆粒タンパク質は気道の上皮に対して強い毒性を示す．アレルギー性皮膚炎においても，類似の即時型および遅延型反応が起こる．

アナフィラキシー anaphylaxis アナフィラキシーはアレルゲンを注入して感作された動物にみられる全身性のⅠ型過敏症である．血管作動性アミンや収縮因子が，平滑筋の収縮や血管透過性の亢進，血圧の低下をひき起こす．結果として呼吸不全や循環不全をひき起こす．ヒトでは，ハチ毒によってアナフィラキシー反応がひき起こされたり，感受性の高いヒトではワクチンに用いた成分に対する副作用としてアナフィラキシーをひき起こす．

脱感作 desensitization 脱感作とは，数カ月間にわたってアレルゲンの濃度を少しずつ増加させることによりアレルゲン特異的な IgE の濃度を低下させることを目的とした治療法である．免疫応答を T_h2 型から逸脱させて高濃度の IgG を誘導するような処方を用いる．

プリックテスト prick test プリックテストとは，個々のアレルゲンに対する感受性（Ⅰ型過敏症）を調べる際に用いる検査であり，皮膚の上にアレルゲンを穿刺することにより行われる．感作されているヒトは，皮膚が膨疹し発赤する．

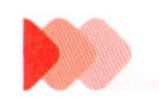

Ⅱ型過敏症（抗体介在型過敏症）

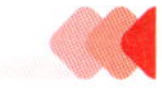

Ⅱ型過敏症は，細胞膜や細胞表面の抗原に対する抗体によってひき起こされる．補体が活性化されて，Fcγ受容体やC3受容体をもつエフェクター細胞が標的組織に結合する．膜侵襲複合体が同時に形成され，その傷害を増強する．傷害を受ける部位は，反応に関与する抗体に依存する．

輸血反応 transfusion reaction　輸血反応とは，不適合のドナーの血液をレシピエントへ輸血した際に起こる反応である．レシピエントは，ABO式血液型の不適合でみられるように輸血した細胞に対する自然抗体をもっていたり，アロ抗原をもつ細胞を輸血したのちにその細胞に対する抗体を産生するようになる．これらの抗体は補体依存性の細胞溶解をひき起こしたり，脾臓や肝臓において感作された細胞の分解が起こる．

血液型 blood group　血液型はアロタイプによって異なる赤血球表面の抗原系であり，いくつかの他の組織にも発現が認められる．一般的な血液型を表4・4に示す．

表4・4　六つの主要な血液型

血液型	遺伝子座	抗　原	表現型，頻度
ABO式	1	A，B，O	A 42% B 8% AB 3% O 47%
Rh式	三つの近接して存在する遺伝子座 主要な抗原はRhD	CまたはC Dまたはd Eまたはe	RhD^+ 85% RhD^- 15%
Kell式	1	Kまたはk	K 9% k 91%
Duffy式	1	Fy^a，Fy^b，Fy	Fy^aFy^b 46% Fy^a 20% Fy^b 34% Fy 0.1%
MN式	1	MまたはN	MM 28% MN 50% NN 22%
Lutheran式	1	LuaまたはLub 18抗原	Lua <1% Lub >99%

新生児溶血性疾患 hemolytic disease of newborn, HDNB　新生児溶血性疾患は胎児赤血球に対する母胎由来のIgG抗体によってひき起こされる疾患であり，この抗体は

胎盤を通過して胎児の赤血球を破壊する．母胎は出産時に母胎の血液中に侵入した胎児の赤血球によって感作されるが，通常，第一子は影響を受けない．最も好発性の例としてはRh(＋)の子供を身ごもったRh(－)母胎の場合であるが，他の血液型（Kell式血液型など）による新生児溶血性疾患の発生率が顕著である．胎児のABO式血液型が異なっていれば，新生児溶血性疾患のリスクは低下する．このことはRh式血液型不適合による新生児溶血性疾患の予防の根拠となっている．

Rh型不適合の予防法 rhesus prophylaxis　抗Rh(D)抗体をRh(－)の母胎に投与する方法であり，抗体は投与直後にRh(＋)の胎児に到達し，その結果Rh(＋)の赤血球は破壊され母胎を感作することがなくなる．

自己免疫性溶血性貧血 autoimmune hemolytic anemia　自己免疫性溶血性貧血は赤血球に対する自己抗体によってひき起こされる．抗体は，食作用によって赤血球を除去する温式凝集素（warm agglutinin），または補体依存性の細胞溶解をひき起こす寒冷凝集素（cold agglutinin）のいずれかである．これらの抗体は，赤血球に結合する際の温度によって区別される．通常，低温反応性の抗体はIi式血液型に特異的であり，特に冬期に末梢組織を循環している際に赤血球を破壊する．

薬剤誘発性反応 drug-induced reaction　薬剤誘発性反応は，ある薬剤または薬剤を含む免疫複合体が赤血球や血小板に吸着し，補体依存性の細胞溶解を起こす反応であり，その結果，貧血や血小板減少をもたらす．

重症筋無力症 myasthenia gravis　重症筋無力症は神経筋伝達が障害されることにより筋力が弱くなってしまう病気であり，運動終板のアセチルコリン受容体に対する自己抗体などによってひき起こされる．

ランバート・イートン症候群 Lambert-Eaton syndrome　ランバート・イートン症候群は，神経における電位依存性イオンチャネルに対する自己抗体によってひき起こされ，運動終板における分泌顆粒の膜融合が阻害されて筋力が低下する．

天疱瘡 pemphigus　天疱瘡は自己免疫疾患であり，自己抗体がデスモソーム（デスモグレイン1および3）を攻撃しケラチノサイトどうしの接着を破壊する．このことにより，表皮の剝離や水疱形成をひき起こす．天疱瘡は，デスモグレインのペプチドを効率的に抗原提示するクラスⅡMHC分子であるDRB1*0401と密接に連鎖している．

グッドパスチャー症候群 Goodpasture's syndrome　グッドパスチャー症候群はⅡ型過敏症の症状を呈し，Ⅳ型コラーゲンに対する自己抗体が肺や腎臓の基底膜を攻撃し，腎臓糸球体のネクローシスを誘導したり肺の出血をひき起こす．

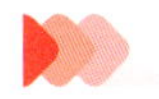

Ⅲ型過敏症（免疫複合体介在型過敏症）

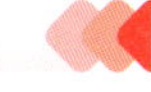

免疫複合体 immune complex　免疫複合体とは抗原と抗体の複合体であり，しばしばいくつかの補体成分が含まれる．

免疫複合体の沈着 immune complex deposition　Ⅲ型過敏症は，血管内や組織において免疫複合体の沈着（図4・8）が原因で起こる．高い血圧の負荷のある部位，沪過する部位，乱流の起こる部位が特に影響を受けやすい．複合体は，Fc受容体を介して血小板（ヒトの場合）や好塩基球を活性化して血管作動性アミンを遊離させ，内皮の退縮や血管透過性の亢進をもたらし，免疫複合体の沈着を導く．

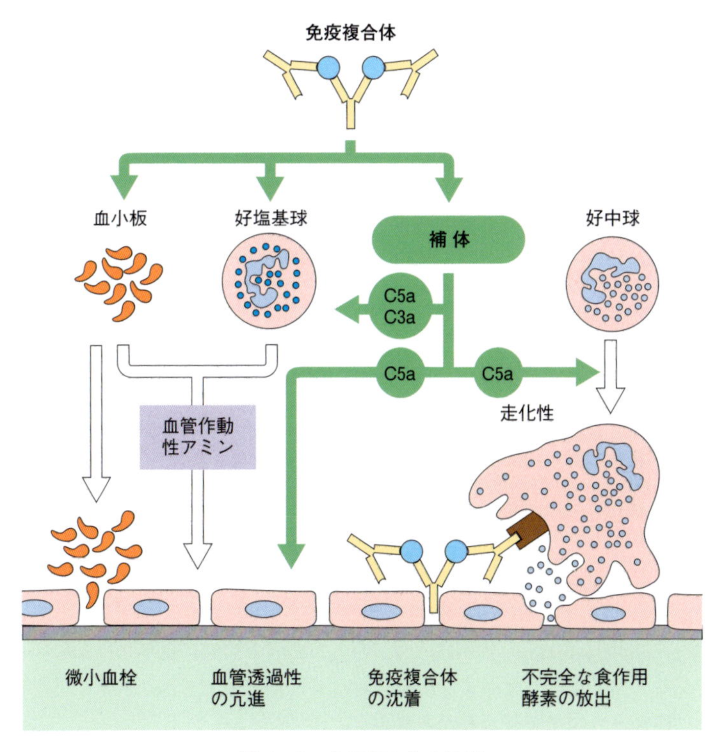

図4・8　免疫複合体の沈着

また免疫複合体は補体を活性化しC3aやC5aを遊離させる（図4・8）．C3aおよびC5aは好塩基球を活性化し，C5aは好中球を遊走させる．沈着した免疫複合体を細胞内に取込むことができない食細胞は，顆粒内の成分や活性酸素を遊離することによりその局所で組織を傷害する．

免疫複合体のクリアランス immune complex clearance　ヒトでは，血中を流れている免疫複合体は赤血球によって取込まれて肝臓に運ばれ，そこで食細胞に渡されて分解される．このクリアランスに影響する因子として，① 複合体の大きさ，② 抗体のクラスと親和性，③ 抗原の結合価，④ 複合体の量，などがある．④ の要因については，大量の抗原を分泌するような感染あるいは大量の自己抗原をもつような自己免疫疾患が起こると，免疫複合体による疾病が起こることを説明している．

免疫複合体病 immune complex disease　免疫複合体病は，過剰な免疫複合体の沈着が特定の臓器に起こることが原因である．図4・9に，自己免疫による免疫複合体病（上段）および感染による免疫複合体病（下段）の症状を示す．

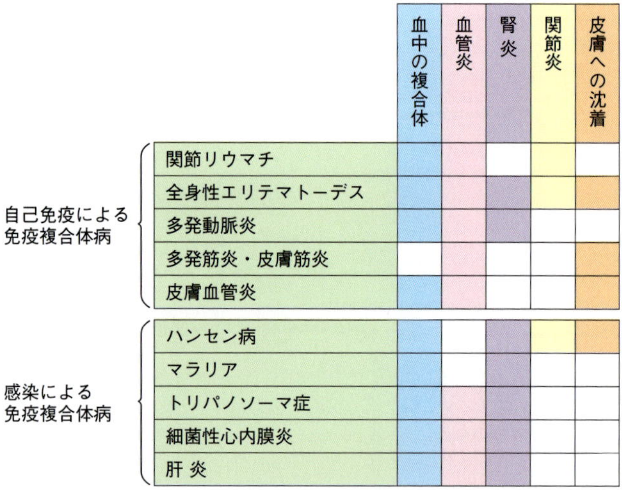

		血中の複合体	血管炎	腎炎	関節炎	皮膚への沈着
自己免疫による免疫複合体病	関節リウマチ	■	■		■	
	全身性エリテマトーデス	■	■	■	■	■
	多発動脈炎	■	■	■		
	多発筋炎・皮膚筋炎		■			■
	皮膚血管炎	■	■			■
感染による免疫複合体病	ハンセン病	■		■	■	■
	マラリア	■		■		
	トリパノソーマ症	■	■	■		
	細菌性心内膜炎	■	■	■		
	肝 炎	■	■	■		

図4・9　免疫複合体病：複合体の沈着部位

血清病 serum sickness　血清病とは，他人の血清を血中に投与した際に起こるⅢ型過敏症である．血清中のさまざまな抗原に対して抗体が産生され，大量の免疫複合体が形成され，関節リウマチや腎炎をひき起こす．

アルサス反応 Arthus reaction　アルサス反応とは，抗原を皮内に注射した際に，5〜6時間を頂点として皮膚が発赤し腫脹する反応をいう．投与した抗原に対するIgGの結合によってひき起こされる反応であり，Ⅲ型過敏症のメカニズムによって炎症の引き金が引かれる．

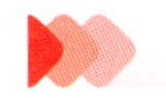

Ⅳ型過敏症（遅延型過敏症）

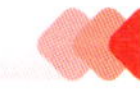

Ⅳ型過敏症（typeⅣ hypersensitivity）はさまざまな反応が複合した反応であり，抗原で感作されてから12時間以上経過して反応が最大となり，抗体よりはT細胞に依存した反応である．関与する細胞は主としてCD4$^+$T細胞であり，抗原は何か，またどのくらい抗原が存続するかによって，付随して起こる，あるいは順次起こる以下の3種類（接触過敏症，ツベルクリン型過敏症，肉芽腫性反応）の反応がある．

接触過敏症 contact hypersensitivity　接触過敏症は感作されたヒトに起こる湿疹性の皮膚反応であり，アレルゲンと接触した48時間後に最大となる．アレルゲンとしては高分子であったり，正常の体内のタンパク質に付着して修飾する小さなハプテン（ニッケルなど）の場合もある．真皮樹状細胞やランゲルハンス細胞はこれらの抗原を取込んで局所リンパ節に運び，そこでT細胞に抗原提示する（図4・10）．

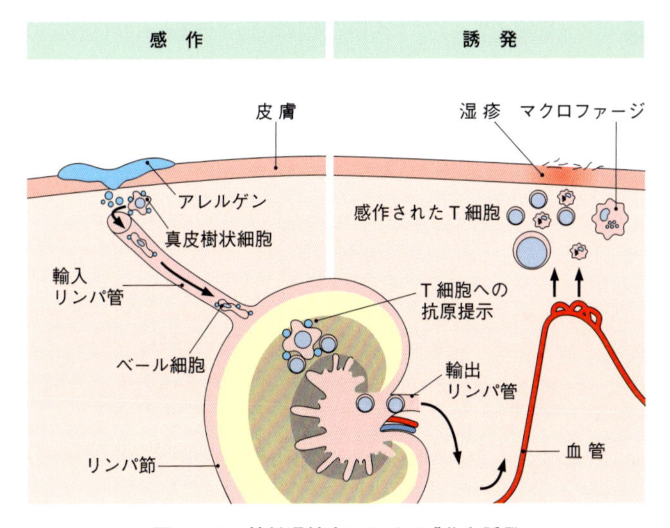

図4・10　接触過敏症における感作と誘発

同じ抗原によって再び感作されると，感作されたT細胞が皮膚へ遊走し，単核細胞の浸潤に特徴づけられる反応をひき起こし，浮腫や表皮に水疱を形成する．通常，真皮には多くの白血球が浸潤してくる．ケラチノサイトはTNF-α，IL-1，GM-CSF，CXCL2，CXCL10を分泌することにより，この反応の進行を促進する．またケラチノサイトはIL-10やTGF-βを産生することにより，その後の過敏症からの回復に寄与している．

ツベルクリン型過敏症 tuberculin-type hypersensitivity　元来は結核患者の皮下にツベルクリンを注射することによって起こる反応をさし，注射をした部位に発熱と腫脹を伴う．今日では広義に使われ，皮内の抗原によって誘導される反応で，感作後48時間で最大となりリンパ球や単核食細胞の反応からなる皮膚の反応のことをさす．抗原による刺激が継続すれば，肉芽腫の形成が起こる．この過敏症は，感作された患者において，微生物や非微生物由来の抗原によって誘導される．

肉芽腫性反応 granulomatous reaction　マクロファージが除去できない刺激物が維持されている局所では肉芽腫性反応が起こる．非抗原性の粒子（タルクなど）は非免疫性の肉芽腫を誘導するのに対し，マイコバクテリアや住血吸虫のような病原菌が維持されると免疫性の肉芽腫が形成される．活性化されたマクロファージはM1およびM2マクロファージに分裂するが，これは免疫応答のT_h1型およびT_h2型免疫応答に対応している．病原体により誘導される肉芽腫性反応はT_h1/M1型反応であり，IFN-γによって誘導される．この病変部は，病原体を囲む類上皮細胞やマクロファージからなる中核を形成し，さらにリンパ球の集簇によって周囲を覆われる．コラーゲン性の嚢が病原体の周りを囲むように広がり，線維芽細胞の増殖を誘導する．

類上皮細胞 epithelioid cell　類上皮細胞とは小胞体を多数もつ巨大で扁平な細胞であり，肉芽腫内に存在する．マクロファージ由来の細胞と考えられているが，マクロファージに比べるとファゴソームの数は少ない．肉芽腫性反応には，この細胞で産生されるサイトカイン（TNF-α）が関与している．

巨細胞 giant cell　巨細胞とは肉芽腫内に存在する多核で巨大な細胞であり，マクロファージと類上皮細胞が融合した細胞である．容易には貪食できない異物によって巨細胞の形成が誘導される．ラングハンス巨細胞は形態学的には異なる巨細胞の亜型であり，IFN-γやIL-3によって誘導される．

パッチテスト patch test　パッチテストとは，アレルゲンに対するⅣ型過敏症を検査する際に用いられる試験である．抗原を皮膚に投与し48時間以降に湿疹性の反応を起こした場合，そのアレルゲンに対して感作されていると判断する．

遊走阻止試験 migration inhibition test，MIT　この検査は*in vitro*で感作されたT細胞を検出する試験である．検査する細胞を単球および抗原と一緒に毛細管チューブに封入し，それをアガロースプレート上で培養をする．抗原で感作されたT細胞が存在する場合，これの細胞からサイトカイン（MIFなど）が分泌されて単球の遊走を阻止する．

5 免疫学的手法

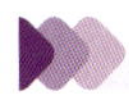

抗体と抗原

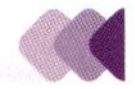

ラジオイムノアッセイ radioimmunoassay, RIA　放射性同位体で標識した試薬を使った，抗原あるいは抗体を検出するためのさまざまな手法をラジオイムノアッセイという．抗原を固相化したプレートを用いて，抗体を検出する（図5・1）．抗体試料をプレートに加え，その抗体に特異的な放射性標識リガンドを加えることにより検出できる．プレートに結合したリガンドの量は，試料中の抗体量に比例する．ラジオイムノアッセイに用いるリガンドは通常，^{125}I 標識した二次抗体あるいはプロテインAが用いられる．

プロテインA protein A　**プロテインG protein G**　プロテインAおよびプロテインGはブドウ球菌の細胞壁成分であり，さまざまな種由来のIgG（Fc部分）のCγ2とCγ3の間の領域に特異的に結合する．プロテインGはプロテインAに比べて，より広範なIgGサブクラスに結合する．

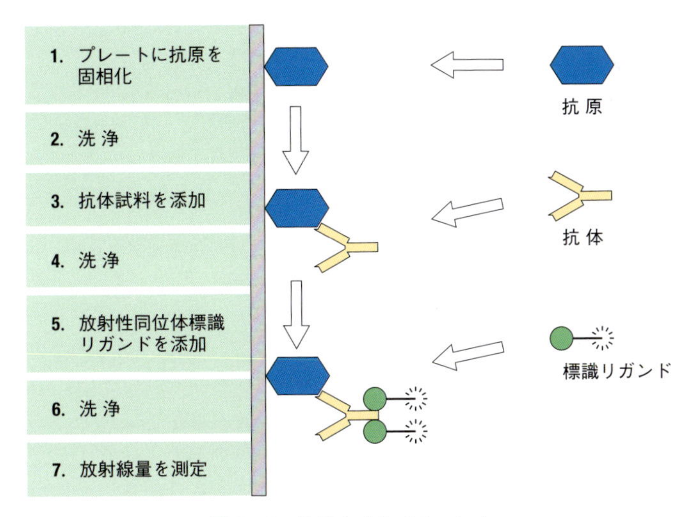

図5・1　ラジオイムノアッセイ

ストレプトアビジン/ビオチン試薬 streptavidin/biotin reagent　ストレプトアビジン/ビオチン試薬は，検出感度を上昇させバックグラウンドを低下させるために，多くのイムノアッセイ（ラジオイムノアッセイやELISAなど）に用いられている．ストレプトアビジンは，強い親和性をもってビオチンと結合する．たとえばELISA（図5・3参照）において，抗体をビオチン化しておき，これを酵素標識したストレプトアビジンによって検出することができる．

放射性アレルゲン吸着試験 radioallergosorbent test, RAST　放射性アレルゲン吸着試験は，抗原特異的なIgEを検出するための特殊なラジオイムノアッセイである．抗原をセルロースディスク上に共有結合させて，放射性標識された抗IgE抗体を用いて試料中の抗原特異的なIgEを検出する手法である．

競合ラジオイムノアッセイ competition radioimmunoassay　競合ラジオイムノアッセイは，抗原を定量化するために用いられる古典的なラジオイムノアッセイである．特異抗体を固相化して，調べたい試料（非標識）に標識した抗原を添加する（図5・2）．標識された抗原と非標識の抗原が，互いに抗体の結合部位に対して競合して結合する．より多くの抗原が試料中に存在すれば，固相化した抗体に結合する標識抗原の量は減少する．既知の濃度の非標識抗原を用いて検量線を求めて定量化できる．この手法はホルモンの定量にしばしば用いられている．

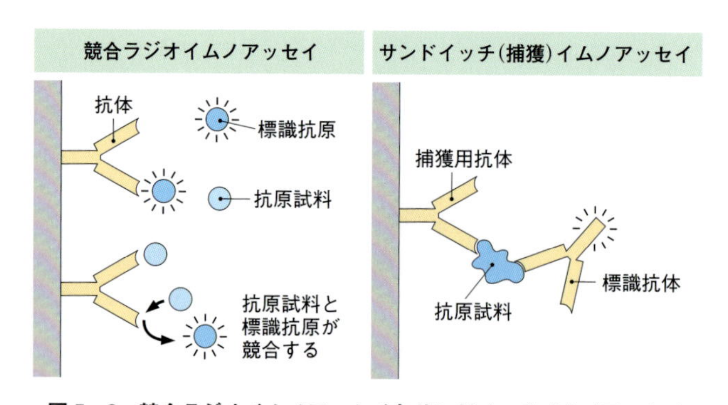

図5・2　競合ラジオイムノアッセイとサンドイッチイムノアッセイ

放射性免疫吸着試験 radioimmunosorbent test, RIST　放射性免疫吸着試験は，IgE（調べたい抗原）を検出するための競合ラジオイムノアッセイである．この試験では，抗IgE抗体を固相化したプレート上において，IgEは放射性標識したIgEと競合する．

サンドイッチイムノアッセイ sandwich immunoassay（捕獲イムノアッセイ capture immunoassay）　サンドイッチイムノアッセイとは，試料から分子（抗原）を捕捉するために固相化された抗体を用い，その捕捉した分子を放射性標識した二次抗体によって検出する方法である（図5・2）．たとえば，抗IFN-γ抗体を固相化して試料中の

IFN-γを捕捉し，異なるエピトープを認識する別の放射性標識された二次抗体によって試料中の IFN-γ 量を定量する．このアッセイ法は 1 ng/mL 以下の抗原を定量することができ，サイトカインの検出にしばしば用いられる．放射性標識抗体を用いない場合には，検出用の酵素あるいは蛍光タグを抗体に共有結合させて用いる（後述の ELISA および FIA を参照）．

免疫放射定量測定法 immunoradiometric assay, IRMA　免疫放射定量測定法とは抗原を測定する手法であり，抗原試料に過剰の特異的な放射性標識抗体を加えると，試料中の抗原が標識抗体の一部に結合し中和する．残りの抗体は固相化した抗原によって除去し，残った溶液中の放射活性を測定することにより，試料中の抗原量を定量できる．

酵素結合免疫吸着検査法 enzyme-linked immunosorbent assay, **ELISA**　酵素結合免疫吸着検査法（ELISA）は，抗体を検出するために用いるラジオイムノアッセイと類似の手法であるが，放射性同位体の代わりに酵素を用いる点が異なる（図 5・3）．たとえば，抗原をプレートのウェルに吸着させて抗体試料を添加し，この抗体を酵素標識プロテイン G（IgG に結合）によって検出する．酵素としては，ペルオキシダーゼやホスファターゼがよく用いられる．最後に発色基質を添加すると，リガンドの酵素部分と反応して色素が産生される．一定時間ののちに溶液の吸光度を測定する．吸光度は酵素の量に比例し，ひいては試料中の抗体量を反映する．ELISA に用いられる検出用試薬は厳密にいえば酵素標識物であるが，蛍光標識タグや化学発光タグを酵素の代わりに用いることもできる．通常，ラジオイムノアッセイに比べると ELISA は試薬が安定である点で優れているが，感度が劣り，得られるデータの直線性に乏しいという欠点がある．

比濁分析 nephelometry　比濁分析は，免疫複合体をつくることにより抗原または

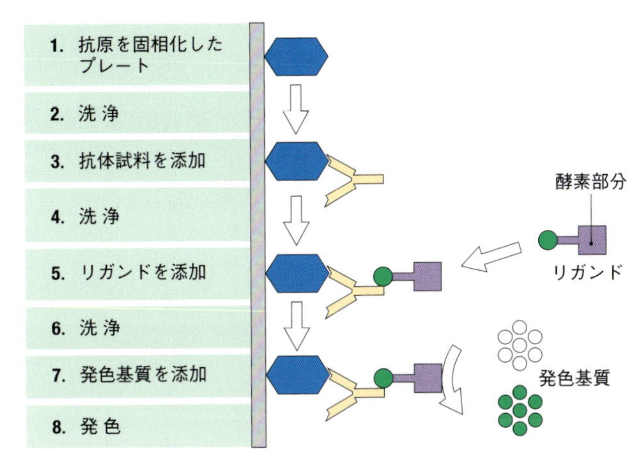

図 5・3　酵素結合免疫吸着検査法（ELISA）

抗体を検出するアッセイ法である．免疫複合体は溶液を濁らせるので，これを光散乱によって検出する．

蛍光イムノアッセイ fluorescent immunoassay, FIA 蛍光イムノアッセイはラジオイムノアッセイと類似の手法であり，放射性標識した試薬の代わりに蛍光標識試薬を用いる点が異なる．蛍光試薬のほうが瞬時に測定できる点で優れているが，一方で試料に内在する蛍光物質による問題や最適な蛍光試薬が入手可能かという問題もある．蛍光物質は，抗体に共有結合させた状態とフリーの状態によって異なる性質を示す場合があり，これに基づいて下記のいくつかのアッセイ法が考案されている．

蛍光消光 fluorescence quenching 蛍光消光とは，抗体（あるいは抗原）から発する蛍光が，抗原抗体複合体をつくることにより消光する現象をいう．350 nm の光を吸収するハプテンが抗体と結合する場合を例にあげる．通常では 280 nm の光を照射して励起し 350 nm の蛍光を放出するが，ハプテンが結合すると蛍光の一部を吸収する（あるいは消光する）．

蛍光増強 fluorescence enhancement ハプテンによっては抗体に結合することにより蛍光が増強することがあり，これを蛍光増強という．エネルギーが抗体によって吸収され，ハプテンに特徴的な波長の蛍光を放出する．

蛍光偏光 fluorescence polarization 偏光した光が蛍光分子に当たると，その光を吸収した直後に放出するが，その間，分子はランダムに動き蛍光の光は偏光を失う．しかし，蛍光物質が抗体に結合していると，分子の自由な回転に制約を受けて蛍光には当初の偏光が維持される．

蛍光共鳴エネルギー転移 fluorescence resonance energy transfer, FRET 蛍光共鳴エネルギー転移（図 5・4）は，細胞表面の二つの分子が近接しているか否かを調べる際に用いられる．フルオレセインで標識した抗体（ドナー）と，もう一方はローダミン

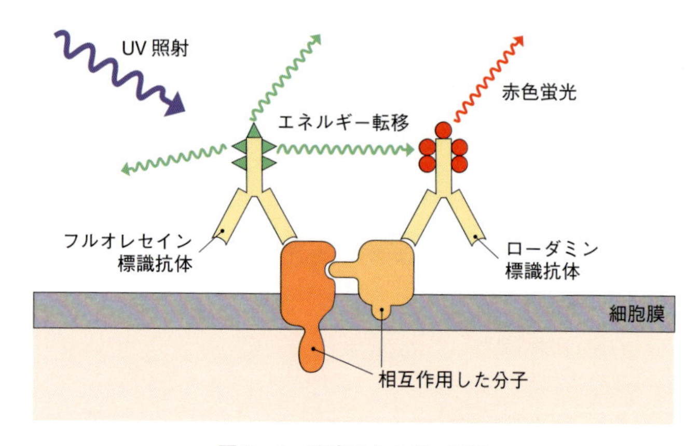

図 5・4　共鳴エネルギー転移

で標識した抗体（アクセプター）を用いる．二つの抗体で染色した細胞に，ドナーの蛍光物質を励起する波長の光を照射する．もし二つの分子が十分に近接（10 nm 以内）している場合には，エネルギーが蛍光物質間で転移し，アクセプター側の波長の蛍光（赤色）が検出される．

平衡透析 equilibrium dialysis　平衡透析とは抗体の親和性を測定する手法であり，透析可能な抗原と抗体試料を膜を隔てて別々のチャンバーに添加する（図 5・5）．遊離の抗原の濃度が両側のチャンバーで同じになるまで（平衡に達するまで）この系を放置し，その後，溶液を回収する．結合定数（K_a）は，抗体の結合部位の半分に抗原が結合する際の遊離抗原濃度（A）の逆数で示され，IgG の場合は以下の通りである（M ＝ mol/L）．

$$結合定数\ K_a = \frac{1}{A}\ [\mathrm{M}^{-1}]$$

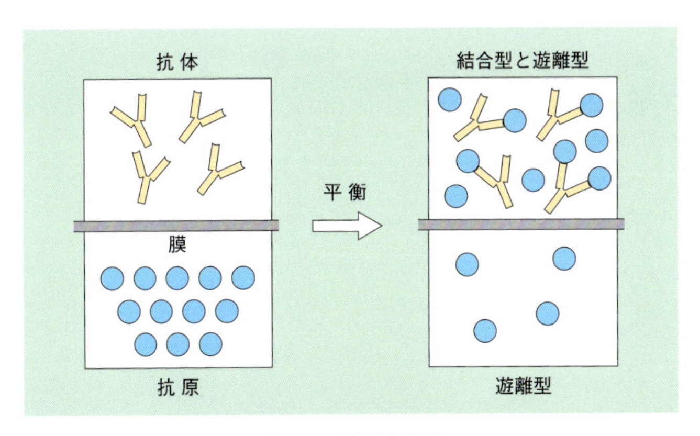

図 5・5　平衡透析

赤血球凝集反応 hemagglutination　この用語は，赤血球凝集に基づくさまざまな抗体検出法を含み，抗原は赤血球膜上の抗原であったり，化学的に細胞表面に結合した分子である．試験に際して，抗体をウェル内に準備し，そこに抗原の結合した赤血球を加える．もし赤血球に対する抗体が存在すれば，赤血球は凝集してウェルの底にマットのように広がって沈むが，抗体がなければウェルの傾斜に沿って転げ落ちて小さなペレットになる．

直接クームス試験 direct Coombs test　**間接クームス試験** indirect Coombs test

クームス試験は，赤血球上の抗原に対する抗体を検出するための手法である．直接クームス試験は，それ自身で赤血球を架橋する抗体を特定する試験であり，一方，間接クームス試験は，抗体単独では赤血球を架橋することはできないが（抗原量が少ないなどの理由から），抗体をさらに架橋する抗体を添加することにより，その抗体の存在を検出することができる．

補体結合試験 complement fixation test　補体結合試験は，抗体あるいは抗原を検出するための手法である．抗体試料を抗原と混合し，少量の活性化された補体を添加する．抗体が存在すれば複合体が形成されて，それに補体が結合する．活性化された補体が残っているか否かは，抗体で感作された赤血球の細胞溶解により検出することができる．

イムノブロット法 immunoblotting（**ウェスタンブロット法** Western blotting）　イムノブロット法は，ゲル電気泳動（通常はSDSポリアクリルアミドゲル電気泳動，SDS-PAGE）によって分離し，膜に転写したタンパク質を同定する手法である（図5・6）．転写した膜は一次抗体とインキュベートして膜上の目的の抗原に結合させ，さらに酵素，蛍光物質，放射性物質，化学発光タグなどで標識した二次抗体によって一次抗体を検出する（ELISA，RIA，FIAを参照）．イムノブロット法に用いられる一次抗体は，膜上の変性した抗原を認識できるものを選択しなければならない．

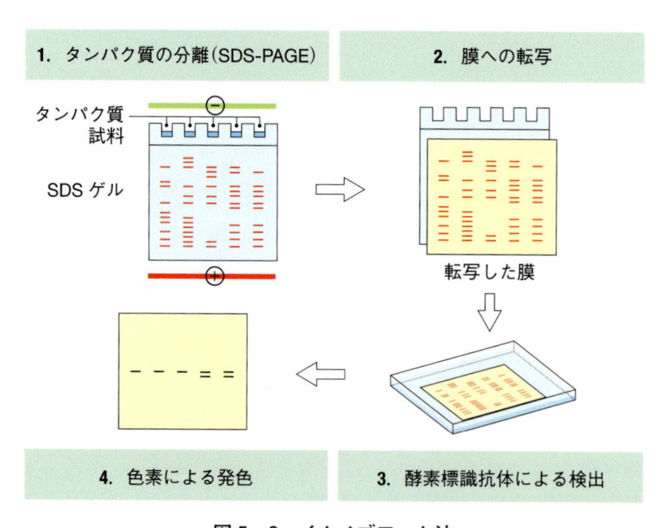

図5・6　イムノブロット法

免疫沈降反応 immunoprecipitation　免疫沈降反応は，モノクローナル抗体が認識する抗原を明らかにするための手法であり，特にイムノブロット法において抗原が変性すると反応できないような場合に用いる．抗原試料を標識し（放射性標識，ビオチン化など），溶液中でモノクローナル抗体および共沈降物質（プロテインA，抗IgG抗体など）を混合して抗原を沈降させる．次に沈降物をSDS-PAGEによって分離し，イムノブロット法にて膜上で標識された抗原の位置を特定する．

共免疫沈降法 immuno-coprecipitation　共免疫沈降法は，二つの抗原が相互作用しているか否かを調べる際に用いる手法である．最初に，抗原Xに対する一次抗体を用いて，抗原の混合物から免疫沈降を行う．次にその沈降物をYに対する抗体を用いてイムノブロット法を用いて検出を行い，そのなかに抗原Yが含まれているか否かを調べる．もしYが検出されれば，YはXと相互作用していることを意味する．

沈降反応 precipitin reaction　抗原と抗体を等量付近の濃度で反応させると，しばしば架橋された沈降物を形成する．反応がアガロースゲルのような支持体の中で起これば，反応物は沈降線をつくり，沈降した複合体中の抗原や抗体の同定，またその定量をすることができる．この方法には，複数の抗原間の関連を明らかにするために用いられる免疫拡散法（オクタロニー法），抗原の定量を行うための単純放射状免疫拡散法（マンシーニ法）などがある．これらの手法は解析に時間を要することや大量の試薬（抗体や抗原）が必要であることから，今日ではほとんど使われていない．

免疫吸着 immunoadsorption　免疫吸着は，溶液中から特定の抗体を除去するための特別な手法であり，固相化した抗原からなる免疫吸着剤を溶液中に加えることにより行う．吸着剤としては，細胞，化学的に架橋した抗原沈降物，固相化担体にカップリングしたタンパク質などを用いる．

アフィニティークロマトグラフィー affinity chromatography　不純物を含まない抗体を精製するために，アフィニティークロマトグラフィーを用いる（図5・7）．抗原を共有結合させた架橋デキストランビーズ固相化担体を用いてカラムを作成する．抗体を含む溶液を，中性の緩衝液中でカラムに流すと，特異的な抗体がカラム（抗原）に結合する一方，結合しなかった非特異的抗体や他のタンパク質はカラムから洗い流される．

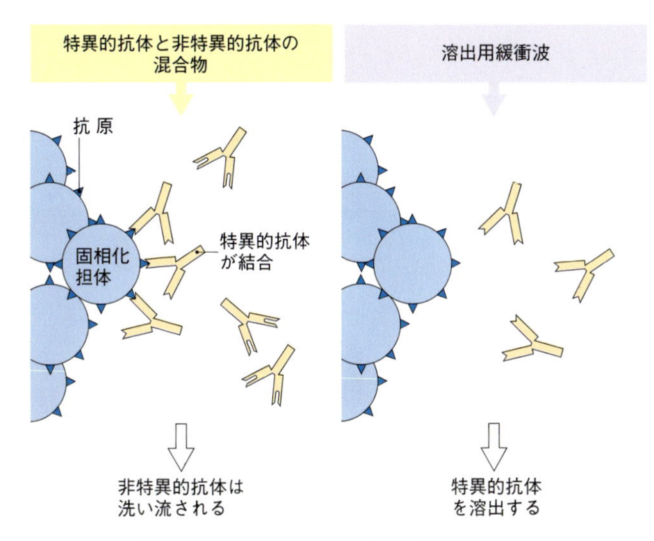

図5・7　アフィニティークロマトグラフィー

特異的な抗体は，抗原/抗体の結合を解離させる緩衝液（高 pH，低 pH，変性剤を含むもの）をカラムに流すことにより溶出させる．同様に固相化担体に抗体を結合させて用いれば，抗原を単離することができる．

光バイオセンサー optical biosensor **表面プラズモン共鳴** surface plasmon resonance
光バイオセンサーとは，表面プラズモン共鳴の原理を利用して，リアルタイムでリガンドと抗体の相互作用を測定する機器である．相互作用する分子の一方を金膜でコートされたチップ上に固相化し，そのリガンドと思われる分子を液相でチップ上に流す一方，チップには偏光した光を照射しておく．固相化したチップ上の分子にリガンドが結合すると，チップの光学的性質が変化し，反射光に変化が生じる．この機器は，抗原・抗体などの結合速度，解離速度を求めることができる．また，細胞接着分子とインテグリンなどのような分子間の親和性の弱い相互作用の検出にも適している．

電気泳動移動度シフトアッセイ electrophoretic mobility-shift assay, **EMSA**（**ゲルシフトアッセイ** gel shift assay） 電気泳動移動度シフトアッセイとは，非変性のポリアクリルアミドゲル中を電気泳動することにより，二つの分子の相互作用を検出する手法である．結合した分子は結合していない分子と比較して異なる特徴（大きさや電荷）をもつことから，ゲル内での移動度が変化する．この手法ではたとえば，転写因子がある DNA 断片と結合するか否かを調べることができる．転写因子と DNA 断片との複合体が存在すれば，その混合物に転写因子に対する抗体を加えることにより転写因子を特定することができる．図 5・8 では，遊離の DNA プローブ（レーン 1）が最も速く泳動され，核タンパク質と結合した DNA はシフトしている（レーン 2）．転写因子 A に対する抗体を加えると，バンドがスーパーシフトして（レーン 3），DNA に結合したタンパ

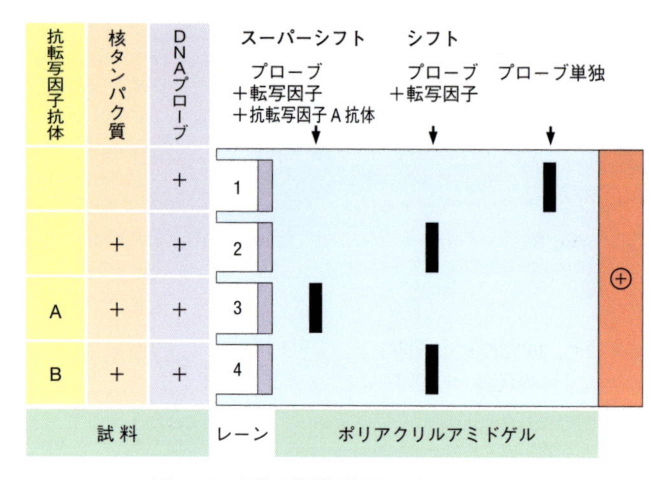

図 5・8 電気泳動移動度シフトアッセイ

ク質は転写因子Aであることがわかる．別の転写因子Bに対する抗体を添加した場合には，泳動位置に変化はみられない（レーン4）．

免疫蛍光法 immunofluorescence　免疫蛍光法とは組織切片や細胞上の抗原を特定するために用いる一般的な手法であり，抗原に結合した抗体を特定するために次のような手法が用いられる．

直接免疫蛍光法 direct immunofluorescence　フルオレセインやローダミンなどの蛍光物質を抗体に直接共有結合させて，その蛍光標識抗体を用いて細胞や組織切片を染色する手法である．抗体によってはパラフィン包埋切片中の抗原に結合することができるが，すべての抗体が結合できるとは限らない．抗体は特定の波長のUVを照射して顕微鏡下で観察する．

間接免疫蛍光法 indirect immunofluorescence　組織切片を抗体と反応させたのち，さらに蛍光標識した二次抗体を加えることにより検出する手法である．二次抗体による増幅のためアッセイの感度が上昇し，またクラス，サブクラス特異的な抗体を用いることにより，試料中に含まれる抗体のアイソタイプを特定することができる．この手法は組織抗原に対する自己抗体の特定に大変有用である．たとえば，膵臓の凍結切片を間接免疫蛍光法で染色することにより，糖尿病患者の血清中に含まれる膵臓ランゲルハンス島に対する自己抗体の有無を調べることができる（図5・9）．

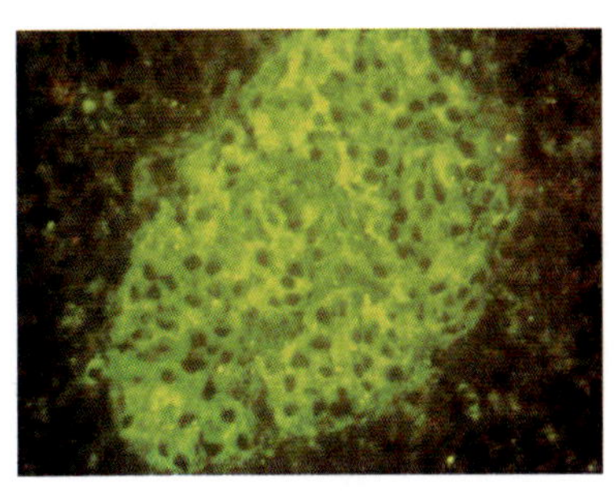

図5・9　免疫蛍光法：膵島細胞に対する自己抗体
［画像はB. Dean氏の厚意による］

キャッピング capping　抗体が生細胞上の抗原に結合し架橋を起こすと，抗原が細胞の一つの極で凝集したキャッピングという現象が起こる．その後，抗原はエンドサイトーシスによって細胞内に取込まれる．

免疫組織化学 immunohistochemistry　免疫組織化学とは免疫蛍光法と類似の方法である．蛍光標識抗体の代わりに酵素標識抗体と発色用基質を用い，不溶性の色素が切片上に沈着する．染色した切片を光学顕微鏡によって観察する．

イムノゴールド標識 immunogold labeling　イムノゴールド標識とは，金粒子に結合した抗体を用いて電子顕微鏡によって抗原を検出する手法である．異なる粒子径の金粒子を異なる抗体にそれぞれ標識して用いることにより，同一切片上におけるさまざまな抗原の局在の違いなどを調べることができる．

フローサイトメトリー flow cytometry　フローサイトメトリーは個々の細胞の特徴を一つずつ調べる手法であり，細胞が液滴となりフローサイトメーターを流れる際に，細胞の大きさ，顆粒の有無，蛍光強度などを同時に測定する．細胞を異なる蛍光標識をしたさまざまな抗体で染色し，個々の細胞におけるさまざまな抗原の発現の程度を調べることができる．複数の細胞集団は，細胞表面分子の発現プロファイルに基づいて区別することができる．

蛍光標示式細胞分取器 fluorescence-activated cell sorter, FACS　蛍光標示式細胞分取器（FACS）とは，さまざまな細胞集団の混合物に対してフローサイトメトリーを行う装置である．基本的な装置は，細胞を分析してそれぞれの亜集団の割合や表現型の割合を定量することができる．分取器は，さらに細胞を異なる亜集団に分けて分取することができ，分取した細胞を使ってさらなる解析をすることができる．分取のパラメーター（細胞の大きさ，蛍光強度など）は，実験者が任意に決めることができる．図5・10にFACSの基本的な機器の配置を示す．細胞をシース液と混合し，液滴に分割する．個々の液滴には一つの細胞が含まれており，これにレーザーを照射して検出器によって側方散乱光（顆粒の複雑さ）や前方散乱光（細胞の大きさ），蛍光（特異的マーカー）を測定する．取得したデータはコンピューターに送られ，細胞を含む液滴を回収チューブに導くように電場を調製し，細胞集団ごとに回収できる．

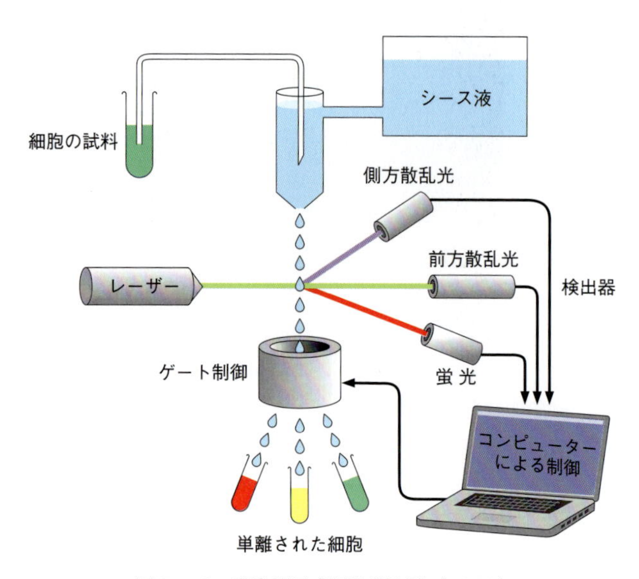

図5・10　蛍光標示式細胞分取器（FACS）

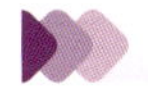

クローンと細胞株

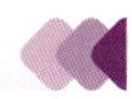

クローンとは，一つの細胞から由来した細胞の集団であり，遺伝的に同一である．細胞株は，もともとはヘテロな集団から特定の条件下で増殖した細胞集団である．たまたま，細胞株が一つの細胞由来のクローンである可能性もある．

不死化 immortalization　不死化とは，有限の寿命をもつ細胞に遺伝子操作を行って，増殖し続けるようにする過程をいう．

ハイブリドーマ hybridoma　ハイブリドーマとは，二つの異なる細胞を物理的に融合させることによってつくり出した細胞である．細胞融合をさせるために，ポリエチレングリコール（PEG）やセンダイウイルスがよく用いられる．ハイブリドーマおよびその分裂した細胞は，融合させたそれぞれの細胞由来の染色体を複数もっているが，すべてではなく一部は失っている．ハイブリドーマ作成の技術は，モノクローナル抗体作成の基盤となっている．

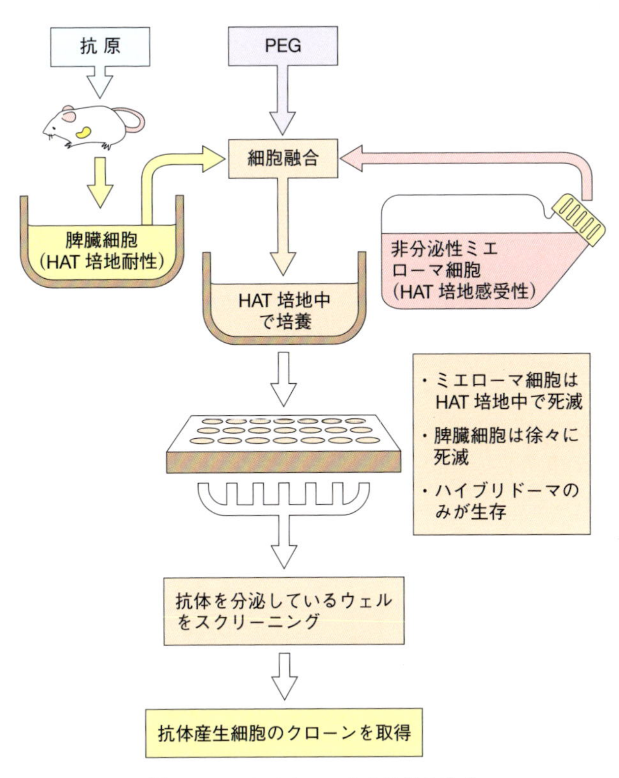

図５・11　モノクローナル抗体の作成

モノクローナル抗体 monoclonal antibody　一つのクローンにより産生される均一な抗体をモノクローナル抗体という．モノクローナル抗体は，免疫をしたマウスあるいはラット由来のリンパ球（脾臓細胞など）と非分泌性のミエローマ細胞をポリエチレングリコール（PEG）によって融合させて作成したハイブリドーマにより産生される（図5・11）．融合させた細胞はHAT培地のような選択培地で培養する．HAT培地とは，ヒポキサンチン，アミノプテリン，チミジンを含む培地である．アミノプテリンはある代謝経路を阻害するが，ヒポキサンチンとチミジン存在下ではこの経路を迂回する．ミエローマ細胞はこの迂回する経路を欠損しているために，HAT培地中では死滅する．また，リンパ球はそのまま培養を続けると1〜2週間で死滅するが，ミエローマ細胞の不死化能とリンパ球の代謝経路を併せもつハイブリドーマは生存できる．生存した細胞のなかのいくつかは抗体を分泌するので，その培養上清を用いて特異的な抗体の有無を調べる．目的とする抗体を産生しているウェルを，次にクローン化する．ヒトB細胞はエプスタイン・バーウイルスで形質転換することにより不死化することができる．ポリクローナルな抗血清と比較すると，モノクローナル抗体は詳細にその特性が調べられているが，必ずしも特異性が高く親和性が強いとは限らない．

クローン化 cloning　一つの細胞集団を，一つのウェルに一つの細胞が含まれるようになるまで連続的に希釈することをクローン化という．この細胞の子孫はクローンとして育つ．別法として，細胞が拡散するのを阻止するために軟寒天中で培養を行い，顕微操作によって単一のコロニーを単離するやり方もある．

T細胞株 T-cell line　刺激したT細胞集団を，抗原とIL-2存在下で培養することにより樹立した細胞株がT細胞株である．このT細胞株は，抗原特異的な細胞の増殖を促進する働きをもつ．抗原は抗原提示細胞（通常はマクロファージや胸腺細胞）によってT細胞へ抗原提示される必要があるため，これらの抗原提示細胞はあらかじめ代謝を阻害するように処理されている．T細胞の表現型は，誘導する際に他のサイトカインなどを添加することによって制御できる．たとえば，IL-4や副腎皮質ホルモンの存在下ではT_h2細胞を誘導することができる一方，標準的な実験手順ではT_h1細胞が誘導されやすい．抗原特異的なT細胞の産生は，増殖によって調べることができる．

増殖 proliferation　リンパ球の増殖は，通常，DNA合成あるいはRNA合成に必要な放射性標識したヌクレオシド（^{125}I標識ウリジン，^{3}H-チミジンなど）の取込みによって測定する．これらヌクレオシドの取込みは，セルハーベスターを用いて細胞を回収したのち，細胞内に取込まれた放射活性を測定することにより検出する．

ペプチド-MHC分子複合体 peptide-MHC complex　ペプチド-MHC分子複合体は，ある特定の抗原ペプチドを認識するT細胞を特定する際に用いられる．この複合体はビオチン化した可溶型のMHC分子（アビジンにより四量体化）と特定の抗原ペプチドによってつくられる．これらの抗原ペプチド-MHC分子複合体は，T細胞受容体に対して強い親和性をもっており，T細胞を効率的に刺激することができる．

細胞の分離

フィコール密度勾配 Ficoll gradient　フィコール密度勾配は異なる密度の細胞を分離する際に用いられる．特に，この手法はリンパ球の調製に多用されている（図5・12）．希釈した血液をフィコールの上に重層し遠心分離すると，赤血球や多形核細胞はフィコールより密度が高いのでチューブの底に沈み，リンパ球やマクロファージは界面に留まる．リンパ球とマクロファージを含む細胞集団をさらにディッシュに播(ま)いてマクロファージを付着させて除去したり，食細胞に鉄ビーズを取込ませて磁石によってその細胞を除去することなどにより，リンパ球の集団を得ることができる．

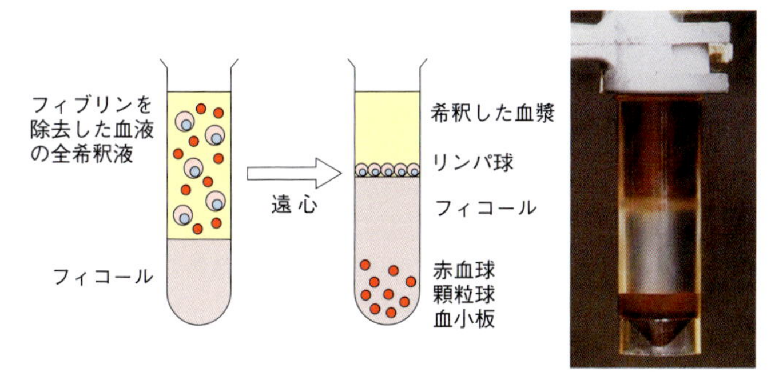

図5・12　フィコール密度勾配によるリンパ球の分離

粘着 adherence　マクロファージはプラスチックに付着する性質をもっている．それゆえ，細胞浮遊液をプラスチックディッシュの上に播いて粘着させることにより，マクロファージを除去することができる．

パニング panning　抗原あるいは抗体を固相化（p.133，ラジオイムノアッセイを参照）した組織培養用プレートを用いて特定の細胞集団を分離する手法をパニングという．細胞の混合物をプレート上で保温すると，固相化した分子に対する受容体をもつ細胞がプレートに結合する．抗原で覆ったプレートには，この抗原に対する受容体をもつ細胞が結合する．また，ある特異的なマーカーに対する抗体で覆ったプレートを用いて，このマーカーを表面にもつ細胞を除去することができる．この手法はある特異的な細胞亜集団を除去するために用いられる．一方，低温処理したり酵素でプレートを処理することにより，逆に結合した細胞を回収することもできる．この手法の問題点としては，プレートに結合することにより細胞表面の受容体を架橋刺激し，細胞を活性化してしまう可能性がある点である．

抗体/補体による除去 antibody/complement depletion　特異的な細胞集団は，抗体と補体の混合物により溶解させ除去することができる．

免疫磁気ビーズ immunomagnetic bead　免疫磁気ビーズは，大量に細胞集団を単離する効率のよい手法である（図5・13）．ある抗体（たとえば抗CD4抗体）を結合させた磁気ビーズと細胞を混合したのち，チューブを磁場の中に置くことによって抗原をもつ細胞をただちに除去あるいは単離できる．細胞は，ビーズから剝がすことによって回収することができる．

ロゼット形成 rosette fomation　ロゼット形成とは，細胞を赤血球と結合させることにより細胞を単離する手法である（図5・13）．リンパ球は赤血球を周りに結合させてロゼット形成を行うが，これらをさらにフィコール密度勾配で遠心分離することによりリンパ球を単離することができる．ヒトT細胞はヒツジ赤血球に対する受容体をもっているので，ヒツジ赤血球と混合しロゼット形成細胞を分離することによりT細胞を単離することができる．また，IgGやIgMに対するFc受容体をもつ細胞は，ある適切なクラスの抗体を結合させた赤血球と混合することにより単離できる．なぜなら，抗体が赤血球と細胞上のFc受容体を架橋するからである．異なる白血球亜集団の細胞表面マーカーに対する特異的な抗体で覆った赤血球も同じように作成することができる．いずれの場合においても，細胞は密度勾配遠心分離によって回収することができる．

抗原による自滅 antigen suicide　抗原による自滅とは，ある特定の抗原に結合する細胞集団を除去する際に用いられる手法であり，高い放射活性をもつ抗原を混合するとそれを取込んだ細胞は殺傷される．この手法の別法として，ブロモデオキシウリジンを細胞に添加するとDNAに取込まれ，増殖している細胞を殺傷することができる．また，UV照射は代謝物を活性化して細胞傷害をもたらす．

パーコール密度勾配 Percoll gradient　パーコールは，超遠心による密度勾配遠心分離に用いられる培地である．細胞をパーコールの密度勾配の上に重層し遠心分離をすると，異なる細胞集団が細胞の密度に応じて異なる位置に層となって分離する．

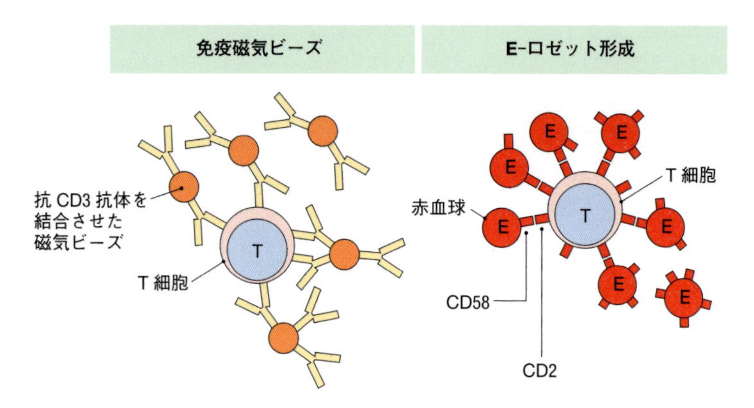

図5・13　免疫磁気ビーズあるいはロゼット形成によるT細胞の分離

プラーク形成細胞 plaque-forming cell, PFC　プラーク形成細胞試験は，抗体を分泌している細胞数を測定する手法である．抗体を分泌している細胞は抗原を結合させた赤血球を細胞溶解させるので，その細胞の周りに透明なプラークを形成する．この手法では，抗原を結合させた赤血球とリンパ球を混合し，チャンバースライド中に封入する．B 細胞から分泌された抗体は，周囲の赤血球に結合する一方，補体を添加することによって赤血球を溶解させる．変法として，IgM 産生 B 細胞と IgG 産生 B 細胞を区別する手法もある．全体の抗体産生細胞（特定の抗原に特異的な抗体産生細胞ではなく形質細胞のこと）はリバースプラークアッセイによって測定することができるが，この手法では分泌する抗体すべてを赤血球に捕獲する抗免疫グロブリン抗体，あるいはプロテイン G を結合させて用いる．

ELISPOT 法 enzyme-linked immunospot assay　ELISPOT 法とは，抗原特異的な細胞を定量するために使われる酵素免疫測定法である．特異的な抗原を固相化したプレート上にリンパ球を重層することによって，抗体産生細胞を検出する．特異的な抗体は，その抗体を分泌している細胞のごく限られた周辺の抗原と結合する．これを酵素免疫測定法によって検出すると，不溶性の色素が抗体を分泌している細胞の周りに沈着し（図 5・14），小さな着色したスポットとして観察される．この手法はある特異的なサイトカインを分泌する細胞の数を調べる際にも用いられる．たとえば，分泌された IFN-γ を捕まえるための抗 IFN-γ 抗体をプレートに固相化して，その上に重層することにより活性化 T_h1 細胞を検出することができる．サイトカインのスポットは IFN-γ の異なるエピトープを認識する抗体を用いることにより検出できる．

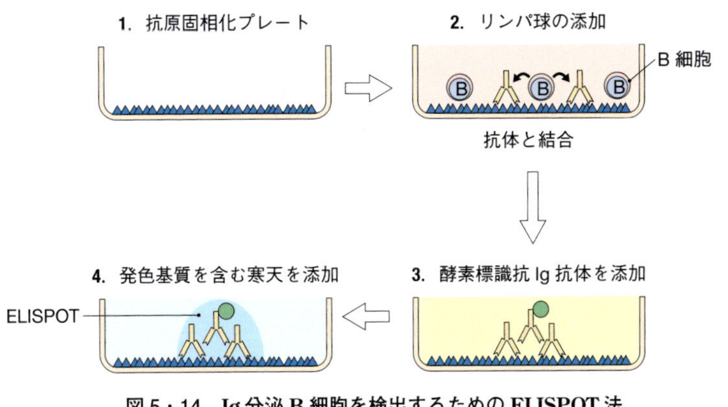

図 5・14　**Ig 分泌 B 細胞を検出するための ELISPOT 法**

クロム放出試験 chromium release assay（**細胞傷害試験** cytotoxicity assay）　クロム放出試験は，細胞傷害活性を測定するために用いられる．初めに標的細胞を放射性クロム（^{51}Cr）と混合し，生細胞に取込ませる．この標識した標的細胞を，次に傷害活性を調べたい白血球と混合し保温する．白血球が標的細胞に対して細胞傷害を与えたか否かは，上清中に遊離された ^{51}Cr の放射活性によって調べることができる．

トリパンブルー trypan blue　トリパンブルーは細胞の生存率を測定するために用いられる色素である．この色素は死細胞にのみ取込まれるので，細胞傷害活性の測定に用いられる．

MTT アッセイ MTT assay　細胞の代謝活性を調べるための比色定量法であり，色素の MTT が NADPH により還元されて紫色の色素に変わるため，細胞の染色の濃さが細胞のエネルギー産生を反映する．

ニトロブルーテトラゾリウム nitroblue tetrazolium, **NBT**　NBT の還元は好中球の酸化バーストを検出するための標準的な手法である．NBT は無色の色素原から濃い青色の色素に変わる．

接着アッセイ adhesion assay　接着アッセイは，異なる細胞亜集団間（特に白血球と内皮細胞）の相互作用の検出に用いられる．最も簡単な手法は，内皮細胞上（明層）で白血球を共培養し，内皮細胞の下（暗層）へ移動した細胞を調べる方法である．遊走した細胞を定量化するには，白血球をセルトラッカーあるいは放射性物質（^{51}Cr など）であらかじめ標識して用いればよい．*in situ* における接着は Stamper-Woodruff アッセイにより測定することができ，白血球を調べたい血管を含む凍結組織切片上に重層して行う．白血球の血管への接着は，切片を顕微鏡で観察することにより調べる．この手法は，当初，リンパ節における高内皮細静脈（HEV）の機能を明らかにするために用いられた．*in situ* および *in vitro* における白血球の接着を特異的な抗体（抗 VLA-4 抗体など）を用いて阻害することを指標に，接着に関与する分子が特定された．より高度な接着アッセイは *in vitro* の流路においてなされており，生体内での血流やずり応力を模倣した条件である．また，接着アッセイは *in vivo* においても行われており，蛍光標識した細胞と生体顕微鏡を用いて行われる．

光退色回復法 photobleaching recovery　光退色回復法とは，細胞膜上の分子の側方の移動度を測定するための手法である．分子を蛍光抗体によって標識し，細胞膜上の 1 箇所に過剰な UV 照射をすることにより退色させる．UV 照射を止めたのちに，退色されていない標識分子が退色された領域内に移動してくる速さを測定し，分子の移動度を調べる．

***in situ* ハイブリダイゼーション** *in situ* hybridization　*in situ* ハイブリダイゼーションは，タンパク質（サイトカインなど）の発現を調べるための分子生物学的手法である．標識した cDNA を用いて組織切片に対してハイブリダイゼーションを行い，知りたい分子の mRNA の細胞内局在を顕微鏡によって観察する．

山本一夫（やまもと かずお）
1957年 福島県に生まれる
1979年 東京大学薬学部 卒
1984年 東京大学大学院薬学系研究科 修了
現 東京大学大学院新領域創成科学研究科 教授
専門 生化学，糖鎖生物学，免疫学
薬学博士

第1版 第1刷 2018年3月30日 発行

図説 免疫学入門

訳者 山本一夫
発行者 小澤美奈子
発行 株式会社 東京化学同人
東京都文京区千石3丁目36-7（〒112-0011）
電話（03）3946-5311・FAX（03）3946-5317
URL: http://www.tkd-pbl.com/

印刷・製本 大日本印刷株式会社

ISBN 978-4-8079-0942-1
Printed in Japan